AF392009

# ¡ME HAN ROBADO MI MUERTE!

Anne Beaudoin

# ¡ME HAN ROBADO
# MI MUERTE!

~ ~ ~

*El fin de
un daño colateral*

Traducido del francés
por Anne Beaudoin

Anne Marie Beaudoin Perron
Voces y Ecos del Corazón

Título original: *On m'a volé ma mort!*
© 2020, Anne Marie Beaudoin Perron-Voces y Ecos del Corazón
ISBN: 978-2-9816968-6-1

Traducción en español
© 2021, Anne Marie Beaudoin Perron-Voces y Ecos del Corazón
Quebec (Quebec), Canadá
ambp.vocesyecosdelcorazon@gmail.com
© Del texto original: 2020, Anne Beaudoin
© De la traducción: 2021, Anne Beaudoin

Diseño de cubierta: Anne Beaudoin
Ilustración de cubierta: Anne Beaudoin
Revisión: Ana Ibáñez Córdoba
Fotografía de contracubierta: colección personal, julio 2019

ISBN: 978-2-9816968-8-5
Depósito legal: 2021, *Bibliothèque et Archives nationales du Québec*
Depósito legal : 2021, *Bibliothèque et Archives Canada*

Impresión bajo demanda

*Para Eduardo*

# Índice

**Advertencia:** todos los profesionales mencionados en esta historia llevan nombres ficticios, a la excepción del Dr. Georges L'Espérance y del Dr. Pierre Viens. Son igualmente ficticios los nombres siguientes: Growing Path, Peaceful Bridge y Lausterberg.

# *Prólogo*

Cuando ingresé en la Facultad de Medicina en 1986, no sospechaba en absoluto que mi carrera no seguiría el curso que había imaginado.

¿Cuál era mi ambición? Quería llegar a ser médica y cuidar de la gente. Desde mi primer año de estudios, durante mis encuentros con los pacientes cuya anamnesis debía realizar, me sentí profundamente impactada por todo cuanto empezaba a tocar. Me daba cuenta de todos los rostros que puede tener la enfermedad, de todas las ramificaciones desencadenadas por ella, de todo lo que revela y puede significar en sufrimiento y angustias en la vida de alguien. ¿Estaría yo a la altura de la tarea?

No dudé mucho tiempo. Me lancé con entusiasmo en un aprendizaje sin fin y llegué a ser médica. Feliz de ponerme al servicio de los demás, aprendí a atenderlos día tras día, consciente de mis límites y de mi vulnerabilidad. Ante la imponente realidad de las historias de vida con las que me enfrenté, me sentí siempre muy pequeña pero nunca realmente impotente. Porque cada situación me brindaba la oportunidad de cuidar, de acompañar lo mejor que podía a cada paciente y su familia, estando plenamente presente y atenta a sus necesidades particulares. Fueran las que fuesen las circunstancias, me esforcé siempre en mantener el rumbo hacia lo más importante: el bienestar de mi paciente.

Amé apasionadamente mi trabajo de pediatra, tanto en el hospital como en atención primaria. Acepté y saboreé con satisfacción los desafíos de cada día; y recibí, con el corazón vibrante, las pequeñas y grandes alegrías que sin saberlo los niños y las niñas me regalaban. También viví situaciones desgarradoras. Una de ellas dejó en mí huellas indelebles…

Aquel día estaba de guardia en el hospital comarcal donde trabajaba. La jornada había transcurrido con relativa tranquilidad y, después de comprobar que todo iba bien en la zona de partos, me había retirado a la habitación reservada para el pediatra de guardia. Estaba flotando en un sueño ligero cuando sonó el busca. Me llamaban desde el quirófano: ¡una cesárea urgente! Sufrimiento fetal agudo debido a una hipertonía uterina. Embarazo a término, sin problemas. El feto fue liberado rápidamente de las entrañas de su madre, pero ya era demasiado tarde. El bebé estaba muerto, blanco como la pared y sin reacción alguna. Entonces hice lo que se esperaba de mí: lo reanimé. Si no lo hubiese hecho, me arriesgaba a pagarlo muy caro. Mientras la matrona lo secaba y lo estimulaba, aspiré sus vías respiratorias. Una vez intubado y ventilado, recobró algo de color y lo trasladé a la Unidad de Neonatología. Allí lo coloqué en una incubadora y lo conecté a un ventilador mecánico.

Después intenté en vano canalizar los vasos umbilicales. El ambiente era muy tenso. Tenía muy cerca a todo el personal de Ginecología/Obstetricia que se había agrupado a la entrada de la Unidad y miraba, ansioso, a través de la pared de cristal. Tenía la impresión de que todo el mundo suponía que iba a salvar al bebé. ¡Como si esto cayese por su propio peso! Indignada por esa invasión molesta, pedí que todos saliesen y me dejasen trabajar en paz.

«¿Qué he hecho?», me dije a mí misma. Tenía delante a un bebé nacido muerto al que obligaba a respirar con ayuda de una máquina. Si persistía con mis esfuerzos, seguramente acabaría canalizando los vasos umbilicales, lo cual me permitiría mantener sus funciones vitales. Pero después, ¿qué? ¿Qué futuro habría para esta preciosa niñita con un destino trágico? No. No iba a ensañarme con ella. Además, la decisión no me correspondía. Salí de la Unidad para hablar con el padre. Le expliqué el estado crítico en el que se encontraba su hija. No podía hacer predicciones, por supuesto, pero podía por lo menos decirle con toda franqueza que las perspectivas eran de lo más sombrías. Entonces, con la voz quebrada por la emoción pero sin hesitación alguna, me respondió que era absolutamente incapaz de tener por hija a un «vegetal».

Se negó a ver a la niña, pero insistió en que fuese bautizada. Se iba a llamar Lucía. Así que el capellán del hospital vino a la Unidad en plena noche para celebrar el bautizo de esta pobre criatura cuya vida terminaba antes incluso de haber empezado. Reunidas alrededor de la incubadora donde yacía Lucía todavía enchufada al ventilador, la enfermera y la auxiliar de clínica del turno de noche y yo misma participamos en la ceremonia con un recogimiento poco habitual para el lugar donde nos encontrábamos. Antes de irse de la Unidad, el capellán me preguntó si estaba segura de lo que hacía, insinuando que tal vez merecía la pena que intentase de nuevo traer al bebé de vuelta a nuestro mundo. Su comentario inoportuno me cogió desprevenida y me conformé dándole una respuesta sucinta. Pero, en fin, ¿qué se imaginaba? ¿¡Que iba a ponerme en el papel de maestro supremo!?

Después de su partida, retiré la asistencia respiratoria y permanecí a la cabecera de Lucía hasta su último suspiro, hasta el último latido de su corazón. La enfermera de noche me felicitó por la forma en la que había actuado. Me señaló que otros no habrían vacilado en ensañarse con el bebé, condenándolo así a una existencia insoportable. Me alegraba que entendiese y me aportase su apoyo. Una vez terminado todo el papeleo, exhausta, volví a la habitación del pediatra de guardia para reencontrarme conmigo misma. Acababa de vivir un acontecimiento tan estremecedor... sentía la necesidad de estar sola.

Dos días más tarde, tras acabar la ronda de maternidad, fui a visitar a los padres de Lucía. Como le habían hecho una cesárea, la mamá seguía hospitalizada. Entré en la habitación con suavidad y cerré la puerta detrás de mí. Hablamos en la intimidad... Creo que nos hizo bien a los tres el hecho de volver a comentar lo ocurrido, sin buscar culpables. Lo que me emocionó profundamente fue que me dieron las gracias los dos, tanto la madre como el padre. Estaban agradecidos por la manera en la que yo había intervenido. Había reflexionado mucho acerca de esa noche muy dura y me reprochaba ciertos pasos en falso. Pero había obrado lo mejor que podía dadas las circunstancias, y ellos lo sabían. Al escuchar cómo me contaban los momentos dolorosos que estaban atravesando, sentí mi corazón henchirse de gratitud. Los padres de Lucía me acogían en el duelo de su hija, y yo me sentía sostenida por el Infinito.

Esta historia me lleva a subrayar la incapacidad de muchos médicos para enfrentarse con la muerte. Aunque sea difícil aceptar la muerte de un niño, esto no justifica que se le impongan tratamientos para impedir que se muera. Pensar que la muerte es lo peor que puede pasar hace que, a menudo, se pierda de vista lo más importante: el bienestar del paciente. ¿Acaso no tiene cada ser humano, por pequeño que sea, su propio destino? Quiero decir con ello que son necesarias la humildad y la delicadeza para penetrar en el universo sagrado de una persona. No es la muerte lo que es inaceptable, sino el hecho de intervenir por todos los medios para evitar que sobrevenga, hasta tal punto de crear situaciones inhumanas y sin sentido. Si se respetase el curso natural de las cosas, el mundo entero se encontraría mucho mejor. Como médicos, no tenemos la obligación de prolongar la vida de la gente cueste lo que cueste. Nuestra misión es simplemente cuidar de nuestros pacientes con profundo respeto hacia sus personas.

Por mi parte, no trabajé en pediatría tanto tiempo como me hubiese gustado. El intervencionismo a ultranza que caracteriza la medicina de hoy ha tenido consecuencias catastróficas en la vida de mi hijo Eduardo y, por ende, en la mía. Llegó un día en que elegí abandonar mi carrera con el fin de acompañarlo hasta el final. Mi compromiso hacia él ha sido total y hoy, a través de este libro, doy testimonio con una doble voz: la de la madre, por supuesto, pero también la del médico.

*Anne Beaudoin*

# *Introducción*

Esta pequeña obra forma parte de la promesa que le hice a mi hijo Eduardo antes de su partida: me comprometí a dar testimonio en su nombre, a llegar hasta el final de su misión, a agotar todos mis recursos para que el mundo conozca su historia.

Muerto a los seis años de edad y brutalmente reanimado, condenado entonces a vivir un terrible calvario, no entendía por qué le habían hecho esto. Quienes han leído nuestro libro *¿Por qué me han reanimado?* saben que, a pesar de todos los obstáculos que surgieron en nuestro sendero, caminamos juntos día tras día, valientemente, durante años interminables, buscando sin tregua la manera de vivir lo mejor posible con tantas limitaciones…

Este libro es el último capítulo de una vida llena de sufrimiento, de frustraciones y humillaciones de todo tipo, repetidas invariablemente cada día, el último capítulo de una vida que no era suya y que ya no quería.

Eduardo no solo no temía a la muerte, sino que decía que «la muerte es la meta de la vida». Y estaba decidido a recuperar la suya.

Eduardo: un ser maravilloso, fabuloso y admirable que me impresionaba cada día de nuestra vida. Dinámico, enérgico, intrépido y ávido de experiencias vitales, ya no soportaba estar encarcelado y despojado de todo.

Víctima de una medicina reduccionista y utilitarista y de un sistema sanitario en el que, desgraciadamente, los protocolos y los objetivos de productividad prevalecen sobre el respeto a la persona, Eduardo se fue a morir allí donde lo acogieron en su sufrimiento de ser mutilado.

He aquí, en las páginas que siguen, el relato de su proceso de liberación.

# Los últimos instantes

El día esperado con tanta intensidad y esperanza por fin ha llegado.

La estancia donde nos encontramos es amplia y luminosa. Se respira calma y paz a pesar de la inmensidad que está a punto de suceder. Están presentes la Dra. Gisela Kosch, su ayudante en el procedimiento y un testigo. Y, por supuesto, estoy ahí yo también, habitada por una angustia que me comprime el corazón.

Eduardo está instalado en la cama articulada, en posición semitumbada. Está sereno, sin ninguna aprensión, irradiando determinación, contento de que este momento esté ahora ahí ante él. Su brazo izquierdo está conectado a una perfusión enganchada a un soporte que han colocado al lado de la cama. Todo está listo. Gisela le hace las cuatro preguntas:

— ¿Te llamas cómo?

— Eduardo García Beaudoin.

— ¿Cuándo naciste?

— El 6 de agosto de 1996.

"

—¿El 8 de agosto de 1996?

—El 6 de agosto.

—El 6 de agosto de 1996. Muy bien, muy bien. Eduardo, ¿por qué has venido aquí?

—Para pedir la ayuda médica a morir.

—Para pedir la ayuda médica a morir. Porque tú no puedes [...] y tienes esta tetraplejia que te molesta mucho, ¿no? Eduardo, te he puesto una perfusión. ¿Sabes lo que va a pasar si abres la perfusión ahora?

—Morir.

—Morir, vas a morir.

—Mhmm.

—Sí, sí. Entonces, Eduardo, si morir es tu más grande deseo, puedes abrir ahora.

Eduardo empieza a manipular la tubuladura.

—Sé que es muy, muy difícil para ti. Tómate tu tiempo.

Yo lo miro y lo veo haciendo esfuerzos considerables para coger bien la tubuladura. Lo oigo quejarse un poco al ver que no lo consigue.

—Eduardo, si quieres puedes sentarte —le dice Gisela.

Entonces Eduardo se incorpora en la cama. Con la mano izquierda, cuya muñeca está crispada en flexión completa, sujeta la tubuladura lo mejor que puede, mientras que con el índice y el pulgar derechos manipula difícilmente el mecanismo de apertura de la perfusión, una ruedecilla que debe deslizar hacia arriba. Es un momento crucial, un momento aguardado desde hace mucho tiempo, otro momento de lucha, un momento lleno de tensión y esperanza... Desde el sitio donde estoy, detrás de Gisela y su ayudante (que está grabando), soy incapaz de ver sus manos y observar la progresión de sus esfuerzos; pero, de repente, vislumbro su rostro satisfecho que mira hacia arriba, hacia la pequeña bolsa transparente que contiene el medicamento letal que empieza a abrirse camino dentro de él y que va a devolverle su muerte. Y comprendo que ha logrado abrir la perfusión. ¡Liberación! ¡Por fin! Está libre, va a lanzarse a la Eternidad…

# *La petición*

Era el comienzo del año 2018, a finales del mes de febrero o principios del mes de marzo. Eduardo estaba cenando. Yo había terminado y acababa de encender la televisión, como de costumbre, para ver *MétéoMédia*. Antes de pasar a la cadena 21, tuvimos tiempo de escuchar la noticia del momento acerca de la ayuda médica a morir (AMM). Estaban presentando lo último con relación al procedimiento interpuesto por D.ª Nicole Gladu y D. Jean Truchon, quienes impugnaban las leyes federal y provincial sobre la ayuda médica a morir en razón de su inconstitucionalidad.

Eduardo captó la noticia en su totalidad y declaró: «Yo la quiero ahora, la ayuda médica a morir». Apagué la televisión en el acto. Me senté de nuevo con él a la mesa y le pedí que repitiese lo que acababa de decir.

«Yo la quiero ahora, la ayuda médica a morir».

Veía muy bien que hablaba en serio y sabía perfectamente lo que decía. Y me daba cuenta también de que, sin ser realmente consciente de ello en ese momento, ya no hacía falta que me rompiese la cabeza y el alma —¡una verdadera tortura!— para intentar hacerle comprender que su situación no tenía salida, ni existía ninguna esperanza de mejoría. Lo había comprendido por sí mismo y ya, con la determinación que le conocía, formulaba su deseo sin vacilar lo más mínimo.

Ese día empezó para nosotros un largo trabajo de fondo, múltiples conversaciones en profundidad y meses de trámites minuciosos, lo que él llamaba su «proyecto». Yo hablaba más bien de su proceso de liberación.

En nuestro libro, publicado en su versión original (en español) en octubre de 2017 y cuya traducción al francés estaba ya bastante avanzada el día en que expresó su petición de AMM, cuento que se ha fijado la meta de volver a andar y que está convencido de poder lograrlo. Entonces, me decía a mí misma, ¿qué había pasado entre octubre de 2017 y ahora? Había notado, eso sí, que se había ensombrecido. Mantenía su nivel de energía y seguía yendo al PEPS (el pabellón deportivo de la Universidad Laval) con la misma asiduidad y la misma aplicación; se dedicaba a sus rompecabezas cibernéticos y sus actividades de coloreado con el mismo interés y la misma concentración; incluso había conservado su sentido del humor, bromeando aún con cualquier cosa y riéndose todavía a carcajadas al escuchar *Camera café*, *Shin Chan* o *Los Simpson*; pero ya no había en sus ojos la luz que siempre los había hecho brillar. Su mirada estaba apagada.

Me dijo que ya no podía más con la silla de ruedas, que tenía delante de él un muro infranqueable, que sufría en su alma herida, que quería irse al cielo… Se sentía demolido. Si no volvía a caminar, no quería quedarse en este mundo.

# La búsqueda de información

Eduardo había tomado una decisión y contaba conmigo para hacerla realidad. Acepté la tarea que me encomendaba con el corazón abierto, percibiendo a la vez en lo más profundo de mí misma que se iniciaba por su voluntad el coronamiento de un largo y doloroso combate.

Hablamos mucho. Hablamos cada día, creo. De su decisión, de su situación, de todo lo que había vivido y seguía viviendo, de lo que quería y de lo que no quería. Le hice multitud de preguntas para ayudarle a verbalizar lo que, para él, no necesitaba explicación. Hacía falta, absolutamente, que me precisara con sus propias palabras el lugar donde se encontraba en el camino de su vida, la mirada que tenía acerca de la vida que vivía, lo que sentía en lo más hondo de sí mismo, lo que necesitaba y lo que anhelaba.

Todo esto no fue fácil, ya que Eduardo era hombre de pocas palabras. Además, para él, todo estaba claro. Su decisión le parecía muy sensata, de una lógica implacable. ¿Por qué no lo veían los demás? ¿Por qué no lo entendían los demás? ¿Por qué tenía que probar cualquier cosa? Le expliqué y repetí, tantas veces como fue necesario, que no teníamos elección, que las cosas debían hacerse según los términos de la ley. Con el fin de maximizar las probabilidades de éxito de su «proyecto», todo debía estar en orden, en los más mínimos detalles. Por tanto, a lo largo del tiempo que pasaba y pesaba sobre nosotros, nuestras conversaciones prosiguieron hasta el final.

Nuestra vida seguía su curso habitual, pero de la noche a la mañana mis días se habían impregnado de una nueva actividad: me puse a navegar en internet en busca de información sobre la ayuda médica a morir. Cada día, mientras Eduardo mataba el tiempo gracias a sus diversas interacciones con el ordenador, yo sacaba provecho del iPad y buscaba… Debo decir que fue con amargura —casi con rebelión— con lo que me lancé en mi búsqueda, porque, según los criterios restrictivos de las leyes canadiense y quebequense, Eduardo no era admisible a la ayuda médica a morir en su país. De hecho, a pesar de la sentencia *Carter* de febrero de 2015 —en la que el Tribunal Supremo de Canadá resuelve que «las disposiciones legislativas destinadas a prohibir la ayuda médica a morir vulneran el derecho a la vida, la libertad y la seguridad de la persona en virtud del artículo 7 de la *Charte des droits et libertés*[1]»—, los legisladores, tanto quebequenses como federales, no habían llevado a cabo

---

[1] La Carta Canadiense de los Derechos y las Libertades es la declaración de los derechos que forma parte de la constitución actual de Canadá, adoptada en 1982.

su tarea adecuadamente. En Quebec, seguían restringiendo la AMM a las personas que se encuentran al final de la vida y al mismo tiempo rechazaban rotundamente la idea de adaptar la ley provincial a la del gobierno federal; y en Canadá, la ley que modifica el Código Penal, y que entró en vigor en junio de 2016, limitaba la AMM a las personas cuya muerte natural ha llegado a ser razonablemente previsible, un concepto impreciso y más bien incongruente, digámoslo así, teniendo en cuenta la sociedad altamente tecnologizada en la que vivimos. Eduardo había muerto el 20 de noviembre de 2002, pero lo habían reanimado… Desde entonces se encontraba en una situación insoportable y sufría de una manera indecible, pero ya no estaba al final de la vida. Por tanto tuvimos que buscar en otra parte.

En el momento de su petición, a causa de la impugnación de nuestras dos leyes, los debates acerca de la AMM se habían reanudado con mayor intensidad y los medios de comunicación, por supuesto, se hacían eco de los mismos. Recordaba amargamente los trabajos que habían precedido a la adopción de la ley federal. Se habían oído cosas como «Es difícil comprobar que el sufrimiento de alguien es intolerable», «Hay que dejar un tiempo de reflexión suficiente (¡10 días!) entre la petición de AMM y su administración para asegurarse de que la persona se lo ha pensado muy bien» o «Es preciso que la persona sea capaz de consentir hasta el último momento antes de la administración de la AMM». ¡Qué falta de humanidad!

Con la reanudación de las discusiones sobre el tema, me sentía, una vez más, indignada por varias alusiones que me llegaban de la televisión o de internet. ¿Qué pensar, por ejemplo, cuando nuestros dirigentes se empeñan en repetir, sin poder demostrarlo, que el criterio de muerte razonablemente previsible ha sido elaborado con el fin de proteger a las personas en situación de vulnerabilidad? ¿Protegerlas de qué? ¿De su libre albedrío? Y en Quebec, argumentaban entre otras cosas que la AMM no podía considerarse un tratamiento para personas que no están al final de la vida. ¿De verdad? Creo que a los legisladores les hubiese hecho falta, aunque fuese tan solo durante un fin de semana, estar encarcelados en una indignidad humillante y sometidos a un sufrimiento insoportable para comprender las realidades de las personas que piden la AMM.

El Tribunal Supremo, sin embargo, se había expresado con claridad en la decisión *Carter* y no invocaba la proximidad de la muerte natural, sino más bien el respeto de la voluntad de la persona y el alivio de su sufrimiento. ¿Por qué haber introducido en la ley un criterio discriminatorio? ¿Sabían, por lo menos, de lo que hablaban las personas que habían legislado? Evidentemente, no se habían enterado de lo que les había pedido el Tribunal Supremo, o habían decidido simplemente no acatarlo. ¿O a lo mejor no era más que política después de todo? Fuera lo que fuese, los criterios de «muerte razonablemente previsible» y de «final de la vida» estaban siendo impugnados ante el Tribunal Superior de Quebec, y no teníamos ninguna esperanza de que la cuestión se resolviese positivamente en un lapso de tiempo aceptable.

Pero no iba a desalentarme la realidad de aquí. Iba a encontrar una salida para Eduardo. Leí y escuché una cantidad enorme de documentos: artículos, entrevistas, testimonios, reportajes, ensayos, textos oficiales… Me puse al corriente de lo que pasa en el mundo y de las asociaciones que trabajan por el derecho a morir con dignidad. Me alegraba constatar la existencia de todos estos grupos de personas que defienden un derecho tan fundamental como este.

Y luego terminé encontrándome en el sitio web de Dignitas – Vivir dignamente – Morir dignamente, una organización suiza de la que había oído hablar antes vagamente. Al recorrer su página web descubrí muchas cosas que me llevaron a muchas otras. Di con el testimonio de una quebequense, pedagoga e investigadora, que acabó con su vida voluntariamente en 2017 y que denuncia la cobardía de nuestros representantes electos y la hipocresía de los médicos sobre el tema de la AMM. También tuve ocasión de leer el extracto de un ensayo escrito por un especialista alemán en ética médica, quien considera que luchar contra las enfermedades no es un fin en sí, que la tarea de la medicina consiste en aliviar el sufrimiento de los seres humanos y que esta tarea debe siempre llevarse a cabo procurando respetar la autodeterminación del paciente. Estima que cuando la ética médica tiene como fundamento «el alivio del sufrimiento y el respeto de la autodeterminación, parece obvio que es absolutamente compatible con el suicidio asistido». Esto coincide con mi visión: los médicos deben cuidar de sus pacientes respetando siempre quiénes son y lo que es importante para ellos o ellas. Creo firmemente que el respeto de la persona debe estar en el corazón del obrar médico. Sí, si se respeta a la persona, entonces los supuestos conflictos éticos —que no son más que constructos de la mente— desaparecen automáticamente.

En fin, había encontrado a Dignitas, una organización sin ánimo de lucro cuyas actividades se basan en la libertad de elección, el respeto de la dignidad humana a lo largo de la vida (es decir, hasta la muerte) y el derecho de cada persona a la autodeterminación. Trabajando principalmente en el campo de los cuidados paliativos y para la prevención de los intentos de suicidio, ofrece a sus miembros, entre otras cosas, asesoramiento y acompañamiento al final de la vida, así como una ayuda para el suicidio asistido. Esta ayuda la pueden recibir los miembros que no son ciudadanos suizos. Para poder beneficiarse de una ayuda al suicidio asistido, hay que cumplir con unos requisitos específicos: ser miembro de Dignitas, ser capaz de discernimiento y tener un mínimo de movilidad corporal. Además, como la participación de un médico suizo resulta necesaria, el miembro debe padecer ya sea una enfermedad que acabe con la muerte, una discapacidad intolerable, unos dolores incoercibles o una combinación de los tres. Por lo tanto, ¡Eduardo era admisible!

Ahora había llegado el momento de llamar a la puerta de Dignitas. En un primer correo electrónico preparado con cuidado, presenté el caso de Eduardo de una manera clara y concisa, subrayando al mismo tiempo que en Quebec la AMM se concede exclusivamente a las persona al final de la vida —pero eso, seguramente lo sabían—. Puesto que ya había recogido mucha información en su página web, les hice une serie de preguntas precisas con el fin de prepararnos adecuadamente y planificar el procedimiento de forma realista. Me contestaron rápidamente y me enviaron tres documentos en formato PDF: el formulario de adhesión a la asociación, así como dos folletos de información, uno sobre la prestación de suicidio asistido y otro sobre el funcionamiento de Dignitas y sus principios filosóficos. Después de leerlo todo con detenimiento, me sentía lista para ponerme a trabajar, para comenzar la tarea que conduciría a la liberación de mi hijo; pero algo seguía inquietándome seriamente… ¿El hecho de que Eduardo estuviese bajo un régimen de tutela podía constituir un obstáculo para la obtención del suicidio asistido?

# Diálogo A

Tenía ahora lo que hacía falta para empezar a configurar el expediente de Eduardo. Entonces me volví hacia él y le pedí que me prestara toda su atención. Preocupada por evitar agobiarle con las exigencias de los trámites y siendo consciente a la vez de que él debía ser al autor de su carta a Dignitas, llegué a un acuerdo con él: íbamos a entablar un largo diálogo escalonado a lo largo de los días, enlazando uno con otro nuestros múltiples pequeños encuentros. Le hice un montón de preguntas. Le hice las mismas preguntas varias veces, pero de forma diferente. Lo invité a recordar y calificar varios momentos de su vida presente y pasada. Lo animé a hablar de lo que vivía y a expresar lo que llevaba dentro. Interactué continuamente con él de muchas maneras distintas para que me entregase poco a poco todos los elementos que debía contener su carta.

El primer día de nuestras sesiones, le pregunté:

—¿Por qué quieres morir?

—Porque estoy harto de esta vida de mierda.

—¿Por qué dices que tienes una vida de mierda?

—¡Es evidente, hombre! —me contesta señalando con un gesto preciso pero desigual la silla de ruedas en la que está sentado.

—De acuerdo, pero ¿me lo puedes decir con palabras?

—Ya no puedo más con la silla de ruedas.

—OK… Dime, ¿en qué sentido tu vida es una mierda?

—En todo.

—¿Cómo transcurre un día para ti?

—Me despierto por la mañana y solo tengo ganas de volver a dormirme.

—¿Qué haces durante el día?

—Me pongo al ordenador. Mato el tiempo y eso es todo. No puedo hacer nada por mí mismo. Esto es una mierda.

—¿Qué es lo que te gustaría?

—No estar discapacitado. Tener una vida normal como los demás.

—¿Qué es lo que más echas de menos?

—Una novia… amigos.

—¿Por qué no tienes amigos?

—Por culpa de la reanimación cardiopulmonar.

Con esto habíamos comenzado el trabajo de preparación para el borrador de su carta. Eduardo estaba seguro de sí mismo, inquebrantable. Yo estaba conmovida en lo más profundo de mi alma. Acabábamos de emprender la última etapa de nuestra increíble odisea. Desconocía todos los recodos del camino que nos aguardaba, pero estaba al lado de Eduardo e iba a acompañarlo hasta el final.

Además de su petición escrita, tenía que presentar una autobiografía suficientemente detallada para que los médicos pudiesen apreciar su situación personal y familiar. Así que teníamos una gran tarea por delante…

# La capacidad de discernimiento

Me comuniqué con Dignitas varias veces por correo electrónico y una vez por teléfono. Necesitaba aclaraciones. La comunicación no fue siempre fluida, pero al final conseguí una respuesta clara que decía que «si la capacidad de discernimiento está confirmada por informes médicos, consideramos posible la preparación de un suicidio asistido». De ello deducía con certeza y satisfacción que incluso estando bajo un régimen de protección, una persona podía beneficiarse de la prestación de suicidio asistido ofrecida por Dignitas. Era un gran alivio… Sin embargo, la capacidad de discernimiento debía determinarla un médico especialista en psiquiatría.

No tenía elección: había que ir en busca de un o una psiquiatra que aceptase evaluar la competencia de Eduardo para tomar la decisión que había tomado. Ante todo, quise saber lo que significaba exactamente «capacidad de discernimiento» en la jerga médica suiza, cuáles eran los principales elementos que debían figurar en el informe del psiquiatra que confirmase que Eduardo poseía dicha capacidad. Entonces envié otro correo electrónico y, sin esperar la respuesta de Dignitas, continué investigando en la web...

En Suiza está considerada como capaz de discernimiento «cualquier persona que no esté privada de la facultad de actuar razonablemente en razón de su corta edad, una deficiencia mental, un trastorno psíquico, embriaguez u otras causas parecidas» (art. 16 del Código Civil suizo). Por tanto, la capacidad de discernimiento se presume en cualquier paciente mientras no se demuestre lo contrario. Se define como la capacidad de una persona para comprender su situación y las distintas formas de remediar su problema, analizar según sus propios valores los pros y los contras de cada una de las opciones que se le ofrecen y expresar una elección sólida. No siempre fácil de evaluar, la capacidad de discernimiento es esencial, sin embargo, para la obtención de un consentimiento válido antes de recibir tratamiento, así como para la redacción de directrices médicas anticipadas. Por tanto, es evaluada formalmente cuando existe alguna duda fundada acerca de la capacidad del paciente para tomar una decisión por sí mismo y, sobre todo, cuando una decisión puede tener consecuencias importantes o irreversibles. Pero, ¡ojo!, no se trata de comprobar que la decisión tomada está de acuerdo con el punto de vista del equipo médico o con los valores socialmente transmitidos, sino más bien de asegurarse de que la persona es capaz de llegar a una elección según un proceso decisorio racional. Lo que se evalúa es la comprensión y competencia del paciente ante un problema específico en un momento dado de su vida.

Por consiguiente, ¿puede decirse que una persona no tiene capacidad de discernimiento simplemente porque no es mayor de edad o es muy anciana? No. ¿Puede decirse de una persona que carece de capacidad de discernimiento si elige algo inesperado o contrario a la opinión del médico? No. Y si alguien tiene un diagnóstico de trastorno cognitivo, neurológico o psiquiátrico, ¿es esto motivo suficiente para afirmar que esta persona no tiene capacidad de discernimiento? No. Por supuesto que no. Son apriorismos del todo inaceptables que falsean la evaluación antes incluso de que haya empezado.

¿Cómo se evalúa la capacidad de discernimiento? No todo el mundo está de acuerdo en cuanto a la mejor manera de realizar ese delicado examen. Existen varias herramientas (pruebas y cuestionarios) que de alguna forma pueden facilitar la tarea de los médicos. No obstante, sin duda alguna el encuentro con la persona, por medio de entrevistas clínicas estructuradas, es lo que permite apreciar  mejor su capacidad de discernimiento. Se trata de un planteamiento riguroso que debe ser personalizado y que necesita tiempo, escucha atenta y empatía. Al dialogar en profundidad con la persona en un entorno propicio, el evaluador puede asegurarse adecuadamente de que aquella es competente en las cuatro dimensiones o habilidades del proceso de toma de decisiones: comprender, apreciar, razonar y comunicar. Por otra parte, el médico que evalúa la capacidad de discernimiento de un paciente debe ser consciente de sus propios límites

y evitar que sus opiniones o convicciones personales o el temor a consecuencias médico-legales in-
fluyan en su capacidad de juicio. ¡Está en juego el
bienestar del paciente!

En lo relativo a las peticiones de ayuda al
suicidio, se puede decir que forman parte de las
realidades a las cuales deben hacer frente los médicos hoy en día. Cuando surgen estas llamadas de
auxilio muy especiales —que no dejan de ser, creo,
una interpelación amenazadora para la mayoría de
los médicos—, la persona solicitante es sometida,
por supuesto, a una evaluación exhaustiva de su capacidad de discernimiento.

En Quebec, no se habla de capacidad de discernimiento, sino de capacidad para consentir. Es el
mismo concepto expresado de manera diferente. En
la página web del Curador público de Quebec, se
puede leer que en virtud de nuestro Código Civil se
presume que cualquier persona, incluida la que está
bajo un régimen de protección, tiene capacidad
para consentir tratamientos o para rechazarlos; en
otras palabras, para tomar una decisión con respecto a su salud. La inviolabilidad de una persona y
su derecho a la integridad no quedan anulados por
una medida de protección; e, incluso en caso de
incapacidad para consentir, debe siempre consul-
tarse a la persona sobre cualquier asunto que le
concierna, con el fin de respetar su autonomía. Por
tanto, en materia de capacidad o incapacidad, es
fundamental distinguir entre los tres aspectos de la
capacidad, es decir: la capacidad para cuidar de su
persona, la capacidad para administrar sus bienes y
la capacidad para consentir tratamientos sanitarios.
En ese sentido, una destacada sentencia dictada en

1996 confirma que la capacidad para consentir un tratamiento no debe apreciarse en función de la situación de la persona, sino más bien «en función de su autonomía decisoria y de su capacidad para comprender lo que está en juego».

En realidad, evaluar la capacidad para consentir es una tarea habitual del médico, puesto que de esta capacidad depende el consentimiento informado. Hubo un tiempo, no muy lejano, en el que el médico tomaba las decisiones de manera unilateral apoyándose exclusivamente en su deber de beneficencia hacia el paciente. La cuestión de la capacidad del paciente para consentir el tratamiento ni siquiera se planteaba. Pero, afortunadamente, los tiempos han cambiado y, desde hace algunas décadas, el consentimiento informado se ha convertido —en principio— en el eje central de la interacción entre el médico y el paciente, reconociendo al paciente su derecho a la autodeterminación. Según la legislación quebequense, «nadie puede ser sometido sin su consentimiento a un tratamiento, cualquiera que sea su naturaleza, ya se trate de exámenes, tomas de muestras, terapias o cualquier otra intervención» (art. 11 del Código Civil). Para ser válido el consentimiento debe ser informado, libre y voluntario. Para consentir hay que ser capaz de hacerlo (¡es evidente!), de ahí la necesidad para el médico de asegurarse de que el paciente manifiesta capacidad en las cuatro habilidades necesarias para la toma de decisiones. Puesto que no existen criterios de incapacidad estrictamente definidos, el médico utiliza su juicio clínico para explorar la competencia de su paciente. Aquí al igual que en otras partes, puede también recurrir a guías o trabajos ampliamente aceptados en el ámbito. Los profesionales sanitarios quebequenses disponen, entre otras cosas, de los Criterios de Nueva-Escocia para comprobar la comprensión que demuestra el paciente ante su problema de salud: 1) ¿Comprende el paciente la naturaleza de su enfermedad? 2) ¿Comprende el paciente la naturaleza y el objetivo del tratamiento? 3) ¿Comprende el paciente los riesgos asociados al tratamiento? 4) ¿Comprende el paciente las consecuencias derivadas de no someterse al tratamiento? 5) ¿Está alterada la capacidad del paciente para decidir a causa de su enfermedad?

Todo este procedimiento llevado a cabo por el médico se enmarca naturalmente dentro de la relación terapéutica que se establece —o por lo menos debería establecerse— entre médico y paciente, una relación abierta en la que debe producirse un intercambio de información honesto y en la que cada uno debe asumir su responsabilidad. ¿Acaso es posible de otro modo llegar a una decisión informada que contribuya al bienestar del paciente?

¿Cómo es la situación sobre el terreno en el sistema sanitario actual? Esa es otra historia.

# *Diálogo B*

No dudaba en absoluto de la capacidad de discernimiento de Eduardo. A pesar de todas las secuelas neurológicas que le había dejado la reanimación cardiopulmonar (RCP) y que lo limitaban de tantas maneras, tenía una percepción asombrosa de las personas y de las situaciones. Ya en el pasado había demostrado no solo su capacidad para comprender una situación, reflexionar y sacar conclusiones, sino también su aptitud para poner su decisión en práctica con determinación y perseverancia.

Mucho antes de cumplir los 18 años, había aceptado operarse del pie izquierdo. Había escuchado atentamente las explicaciones del ortopedista y había comprendido muy bien lo que le esperaba: la cirugía, la estancia en el hospital, las semanas de inmovilización con la pierna escayolada y después la rehabilitación con ejercicios intensos. Pero el alargamiento de los tendones iba a corregir la deformidad de su articulación y permitirle ponerse en pie. Iba entonces a poder participar en sus traslados y practicar la marcha terapéutica. Y esto, para él, merecía la pena. El año siguiente, fue él mismo quien pidió al ortopedista que tratase su brazo izquierdo con inyecciones de bótox porque quería aumentar la movilidad a nivel de muñeca. Le habían dejado entrever la posibilidad de otra intervención quirúrgica, pero él había preferido una opción menos arriesgada y menos agresiva.

A los 15 años había decidido que dejaba de ir al colegio. Me había explicado que se sentía como en prisión y que, salvo por la música, no había allí nada que le interesase. Había considerado las implicaciones de su elección y se mostraba seguro de sí mismo, dispuesto a convertirse en el organizador de su jornada.

También fue él quien decidió apuntarse a kárate adaptado y hacer acondicionamiento físico. Tenía en mente un objetivo (el de volver a caminar) y se dotaba de los medios necesarios para intentar con todas sus fuerzas devolverle a su cuerpo la agilidad, la coordinación y la flexibilidad que había perdido. Un ejemplo de decisión y voluntad.

Sabía lo que quería. Y aunque a veces españolizaba una palabra francesa o al revés «francesaba» una palabra española, era capaz de expresar su pensamiento con toda claridad —al menos para un interlocutor interesado—. Yo sabía que había madurado profundamente esta última decisión que acababa de tomar, que era un grito del corazón, la expresión de la necesidad ardiente de todo su ser.

Entonces, otro día, reanudo el diálogo con Eduardo:

—¿Puedes repetirme la decisión que has tomado para tu vida?

—Morir.

—¡¿Morir?! Pero ¿cómo vas a hacer eso?

—Voy a pedir la ayuda médica a morir.

—¿Y qué vas a hacer para conseguir la ayuda médica a morir?

—Ir a Suiza.

—De acuerdo. Vas a ir a Suiza para recibir la ayuda médica a morir. ¿Y en qué consiste exactamente esta ayuda médica a morir?

—El suicidio asistido.

—¿Sabes cómo se hace?

—Me colocan un suero con un medicamento.

—¿Es el médico el que te administra el medicamento?

—No. Abro yo la válvula.

—¿Cuál es el efecto del medicamento?

—Rrrrrr… —me da como respuesta, echando la cabeza atrás y cerrando los ojos. Entiendo que imita a alguien que está durmiendo.

—Ya veo, el medicamento te hace dormir. ¿Y después qué?

—Provoca una parada cardíaca.

—Dime, ¿por qué quieres morir?

—No le encuentro sentido a mi vida —me replica tan serio que se diría que está enfadado.

—Tú, Eduardo, has tenido una vida normal hasta los seis años de edad. ¿Qué pasó en aquel momento?

—He tenido una parada cardíaca y me han reanimado. Es por eso que estoy en silla de ruedas.

—¿Cómo la describirías, tu vida, desde que te han reanimado?

—Un calvario —acaba respondiéndome, un poco exasperado (hay que decir que no es la primera vez que le hago la pregunta).

—¿Cómo ves el futuro?

—No tengo futuro —me dice, con el rostro sombrío.

—Entonces has reflexionado bien acerca de tu situación y has llegado… quiero decir, ¿tienes ante ti distintas opciones?

—A o B. Irme o quedarme.

—Explícame la opción A.

—Si me voy al cielo, dejo de sufrir.

—De acuerdo. ¿Hay algún lado negativo en esta opción?

—No.

—¿Y la opción B?

—Quedarme aquí quiere decir continuar con mi calvario.

—¿Hay algún lado positivo en la opción B?

—No.

—¿Y si te encontraran un sitio donde te cuidasen muy bien?

—No es suficiente —me contesta con un tono firme.

—¿Y si todas tus necesidades fuesen atendidas?

—No es suficiente —responde con insistencia, irguiéndose en su silla, casi sin darme tiempo a terminar la pregunta.

—OK. ¿Qué es lo que te haría falta para que quisieras quedarte aquí en la Tierra?

—Caminar.

Caminar… Lo significaba todo para Eduardo. Significaba recuperar todo lo que había perdido a causa de la reanimación cardiopulmonar.

Volver a tener los movimientos armoniosos de un cuerpo que le obedece.

Volver a tener la agilidad de un cerebro dinámico que sostiene su pensamiento.

Poder moverse a su antojo e ir a dónde le apetezca.

Poder experimentar, equivocarse, aprender y crecer.

Poder trabajar, crear, jugar y amar.

Poder vivir en libertad y llegar a ser él mismo.

No contemplaba el seguir existiendo en la Tierra sin esto: caminar.

# La búsqueda del psiquiatra

Tenía que encontrar a un o una psiquiatra que aceptase entrevistar a Eduardo, explorar la trayectoria de su vida, constatar su situación y escuchar su petición para luego confirmar su capacidad de discernimiento respecto a la ayuda médica a morir que pedía. Porque, por supuesto, no había ninguna duda en cuanto a su competencia personal en la materia. En definitiva, el o la psiquiatra que encontrase no tendría más que dedicarle una pequeña parte de su tiempo. Y, además, no iba a pedir limosna; iba a pagar lo que me cobrase por esta evaluación profesional imprescindible para Eduardo.

Descartando la idea de que tal vez me lanzaba en una empresa peligrosa condenada de antemano al fracaso, reanudé mi navegación en internet, habitada por una esperanza desmesurada… y encontré una lista de psiquiatras con consulta privada en Quebec, así como algunas referencias en Montreal.

Me puse también en contacto con una prima mía jubilada, una persona de confianza que comprendía perfectamente la situación de Eduardo.

Puesto que conocía a mucha gente que trabaja en el campo de las relaciones de ayuda, ella podría probablemente referirme a las personas adecuadas.

Pensé en la psicóloga que había conocido en el colegio de Eduardo y la busqué a través de Facebook. ¿Conocería quizás a psiquiatras o tendría colegas que conociesen a algunos?

Además, se me ocurrió localizar a antiguos compañeros de la Facultad de Medicina de Sherbrooke. Aunque hacía una eternidad que habíamos terminado la universidad (¿se acordarían de mí?), iba a llamar a su puerta sin ningún reparo.

Fueron numerosas las personas con las que hablé. Me había preparado bien antes de acercarme a ellas, porque quería explicar la situación de Eduardo lo mejor posible, manteniéndolo a la vez, por supuesto, en el anonimato. Quería defender ante ellas la perspectiva de Eduardo y transmitirles la gravedad y la envergadura de las circunstancias en las que él se encontraba. Buscaba a alguien que estuviese dispuesto, con un poco de humanidad, a echarle una mano a mi hijo.

No empecé por el primer nombre de mi lista, sino por el quinto, que correspondía a una psiquiatra de la que me habían hablado en muy buenos términos. Me escuchó lo suficiente como para poder explicarle claramente la situación, pero se apresuró a decirme que estaba a punto de jubilarse y no aceptaba nuevos pacientes. Ante mi insistencia, no se enterneció en absoluto, al contrario, y me repitió que aunque no se tratase de terapia, estaba disminuyendo realmente su carga de trabajo y no podía recibir a la persona de la que le hablaba. ¡Muy bien no empezaba!

La segunda persona en mi lista ya se había jubilado hacía unos meses. Me aconsejó dirigirme al Departamento de Psiquiatría del CHU (Centro Hospitalario Universitario) y del Hospital Enfant-Jésus, donde se hacen este tipo de evaluaciones.

La tercera persona a la que llamé se dedicaba principalmente a la psicoterapia; su campo de actuación no abarcaba lo que le pedía. Aun así, se mostró comprensiva y hablamos bastante tiempo. Durante unos instantes, hasta creí que iba a aceptar ayudarnos. Pero terminó negándose y remitiéndome a una colega.

La colega en cuestión era de estilo seco y serio. Llevaba cierto tiempo con su consulta privada y no quería involucrarse en un asunto que podía, decía ella, acarrearle problemas de índole legal. Pero ¿de qué tenía miedo?

Me comuniqué con algunas personas por correo electrónico. Esperé casi todas las respuestas en vano. Pero, un día, alguien de Montreal me contestó. Esta persona, «limitada por el tiempo», me ofrecía una entrevista en su consulta privada para discutir sobre este tema complejo. Comprendí enseguida que había llamado a la puerta equivocada.

Tras llegar al último psiquiatra de mi lista y constatar la pésima evaluación que recibía en uno de esos sitios web de satisfacción (que no tengo por costumbre consultar y de los que no me fío realmente), decidí dejarlo y no llamar. Sabía que no llevaría a nada.

Entonces reanudé con mayor intensidad mis exploraciones cibernéticas diciéndome que el psiquiatra o la psiquiatra que buscaba no tenía por qué trabajar en una clínica privada. ¿Por qué no habría en el régimen público un psiquiatra dispuesto a ofrecer una pequeña ayuda al margen de sus actividades profesionales habituales? Y di con los nombres de otras tres personas.

Dos de ellas me hicieron llegar su respuesta negativa a través de su secretaria. En cuanto a la otra, tuvo la amabilidad de devolverme la llamada para decirme que existe en el sistema sanitario un procedimiento para ese tipo de evaluaciones y que hay que acudir en primer lugar al médico de cabecera. Es un proceso que puede tardar meses —¡más incluso!—. Definitivamente, las cosas no iban muy bien.

Habían transcurrido largas semanas desde la primera conversación con mi prima cuando un día, sin esperarlo, me trajo buenas noticias. Me facilitaba, a través del cuñado de una antigua colega, los nombres de algunos médicos especializados en psiquiatría.

Pero las buenas noticias no lo fueron por mucho tiempo. Un correo electrónico que queda sin respuesta. Una carta que me devuelven días después. Una persona que se enoja por el hecho de que me permita contactarla con la recomendación de un colega al que ha perdido de vista desde hace mucho tiempo. Y luego, lo peor de todo: una psiquiatra por lo visto experta en materia de incapacidad —con la que, contra toda esperanza, conseguí hablar— me dice que si la persona está sometida a un régimen de tutela, ya se sabe que no tiene ninguna capacidad. Con tal afirmación, yo tenía motivos suficientes para poner seriamente en duda la capacidad de discernimiento de la psiquiatra en cuestión, ¿no le parece? Y, de hecho, tuve que contenerme para no colgarle el teléfono. En esta etapa de mi investigación se había apoderado de mí, innegablemente, la penosa sensación de que buscaba una aguja en un pajar.

Sin embargo, de ninguna manera iba a darme por vencida. Así que seguí con mi tarea de prospección y acabé por encontrar el lugar de trabajo de dos antiguos compañeros de facultad. A uno de ellos, que solo había conocido de vista, le envié una carta certificada a la que nunca contestó. Con la otra, con la que me había codeado todos los días en la residencia de estudiantes, tuve que utilizar varios medios (teléfono, correo electrónico y correo certificado) antes de llegar hasta ella. Finalmente, tuve la ocasión de hablar con ella por teléfono. Una conversación muy larga. Sin saber muy bien por qué, me sentí de repente cómoda con ella y le dije que se trataba de mi hijo. Le conté brevemente su trágica historia. No sé si se conmovió, pero admitió que no se sentía a gusto con ese tipo de evaluación; y por eso me remitió a una internista que practicaba la ayuda médica a morir en un hospital de Montreal. ¡Estaba realmente harta! ¿Era posible que no hubiese nadie aquí dispuesto a ayudar a Eduardo?

Entonces decidí ponerme en contacto con la Asociación Quebequense para el Derecho a Morir con Dignidad (AQDMD). Me decía que esto debería darme la oportunidad de contactar con personas íntimamente relacionadas con el tema de la AMM y así encaminarme hacia una pista mejor. En realidad, era, me lo temía, la última opción que teníamos ante nosotros, la última esperanza de encontrar al o la psiquiatra que aceptase colaborar en el proyecto de Eduardo. Pero eso no resultó fácil.

Llamé por teléfono a un primer médico, el Dr. Jean-François Daigle. Estaba muy nerviosa antes de marcar el número, pero en cuanto lo oí al otro extremo de la línea y empecé a hablar, tuve la agradable sensación de estar conversando con un colega de toda la vida. El Dr. Daigle me dedicó mucho tiempo y escuchó cómo le explicaba la situación de Eduardo y lo que vivía desde su reanimación. Le dije:

«En realidad, Eduardo agoniza desde que lo han reanimado, está al final de la vida desde el 20 de noviembre de 2002, el día de su parada cardíaca. ¿El curso natural de las cosas? Para él, era morir a los seis años de edad, no pasar el resto de su vida en un estado de dependencia total. ¿Cómo es posible que le hayan hecho esto y se le niegue ahora la liberación que pide? Tiene derecho a recuperar su muerte, él, que no tiene vida desde hace casi dieciséis años».

El Dr. Daigle lo entendía. Lo entendía muy bien, pero tal y como estaba elaborada la ley, me respondió, a Eduardo nunca se le permitiría beneficiarse de la AMM. Acababa de esfumarse la pequeñísima esperanza que secretamente albergaba en el fondo de mí misma. ¿Podía remitirme a un o una psiquiatra que aceptase evaluar a Eduardo? No, no conocía a nadie, pero habló conmigo abiertamente, compartiendo su experiencia y punto de vista y proporcionándome mucha información.

Siguiendo el consejo del Dr. Daigle, me puse en contacto con un bufete de abogados en el que tal vez me podían sugerir algunas referencias en psiquiatría. El abogado que me atendió, D. André Payot, se encargó de mi solicitud con profesionalidad. Me hizo que le aclarase unas cuantas cosas y él, a su vez, me aclaró otras muchas, procurando explicarme claramente la situación en Quebec con respecto a la AMM, citándome el artículo 15 del Código Civil (que trata del consentimiento sustituto en caso de incapacidad) e indicándome que la persona con la que estaba personalmente implicada tenía siempre la opción de iniciar una huelga de hambre y de sed para que la considerasen admisible a la AMM. ¿Añadir esta tortura a todas las otras que aguantaba Eduardo desde hacía años? No, gracias. Así que el Sr. Payot se puso manos a la obra. Actuó con eficacia y rapidez. Pero no era ni mago ni el genio de la lámpara maravillosa, solo abogado. El único psiquiatra que pudo encontrar aceptaba la tarea con la condición de que todo se hiciese con el apoyo del bufete de abogados y conforme a una metodología específica. Esto significaba revisar por completo el historial clínico de Eduardo (que estaba en España) y someterlo a unas pruebas estandarizadas. Se presentaría un informe solo si la evaluación resultaba positiva, es decir, si el psiquiatra consideraba que Eduardo era capaz de consentir. El coste del procedimiento podía fácilmente elevarse a 3 000 $, sin incluir nuestros desplazamientos entre Quebec y Montreal. Era desalentador.

A pesar de ello, no me rendía. Un día, después de muchos intentos, encontré las señas de una médica que seguramente podía ayudarme en mi búsqueda. Había dado una conferencia sobre el tema de la capacidad y del consentimiento para tratamientos, y yo esperaba que con toda su experiencia supiese orientarme. Contestó a mi correo electrónico disculpándose por no poder darme ningún nombre de psiquiatra, pero confirmándome que una persona bajo tutela puede prestar por sí misma el consentimiento para un tratamiento, incluida la AMM. Afirmó: «Un psiquiatra concienzudo debería hacer la evaluación sin prejuicio sobre su condición y el tratamiento solicitado». ¿Alivio? En realidad, no, puesto que ningún psiquiatra se vislumbraba en el horizonte.

Entonces contacté con otro médico, el Dr. Pierre Viens. Era la segunda vez que le llamaba. Quería confirmar algunas cosas y también preguntarle precisamente si conocía a un buen psiquiatra, alguien comprensivo y abierto a la AMM. Con mucha franqueza me dijo que a menudo la intervención de un psiquiatra en el asunto solo complica las cosas y que hay que asegurarse primero de que sea absolutamente necesaria. Le creí sin más, pero eso no me llevaba a ninguna parte.

Estuve buscando tanto sin encontrar nada que comencé a perder impulso y a sentir de repente muy profundamente la angustia que, desde hacía meses, se había infiltrado en nuestra vida cotidiana. Sobre todo, no quería preocupar a Eduardo con todos los infortunios que iba encajando, pero era incapaz de mentirle. Y llegó un día en el que tuve que recapitular sobre la cuestión del psiquiatra:

—Sabes, Eduardo, no es fácil encontrar a un psiquiatra que quiera ayudarte en tu proyecto. Tienes que rezar para que encuentre a uno.

—¿Qué te crees que hago en mi baño? —se apresura a responderme.

—Perfecto entonces… pero… ¿te imaginas qué pasará si dentro de un año no he encontrado a ningún psiquiatra?

Hace gestos que comprendo, pero insisto para que verbalice su respuesta:

—Tendrás que matarme y luego suicidarte —replica con una serenidad aplastante.

—¡¿Ah, sí?! ¿Y cómo quieres que te mate?

—Fácil, compras Fentanyl en el mercado negro.

—Bueno… veo que estás decidido a irte, pero eso es una opción muy violenta y muy peligrosa.

Estaba de acuerdo conmigo. Yo no tenía ganas de explorar la horrible posibilidad que acababa de evocar (y de la que ya habíamos hablado) y continué la conversación:

—Cuando veas al psiquiatra, él tendrá que asegurarse de que no estás deprimido. Tú no estás deprimido, ¿verdad?

—No, pero voy a estarlo si no me dan la ayuda médica a morir —me contesta con firmeza.

—OK. También hay otra cosa… puede ser que el psiquiatra piense que esta idea del suicidio asistido te la ha metido tu madre en la cabeza. ¿Qué le contestarías?

—¡Soy yo quien decide y solo yo! —me responde con un aplomo rotundo.

Todo quedaba claro.

Sí, para Eduardo todo estaba clarísimo. Pero yo estaba sumida desde hacía meses en una oscuridad que me parecía impenetrable, que se intensificaba con el tiempo y que cada día me oprimía un poco más. Estaba casi descorazonada.

Y, entonces, un rayo de esperanza apareció rasgando la negrura que me atormentaba. Al final de un hermoso y colorido día de otoño, tuve el inmenso placer de tener una larga conversación telefónica con aquel que se convertiría en un aliado importante del proyecto de Eduardo, el Dr. Georges L'Espérance, presidente de la AQDMD. En ese momento llegó a su fin el anonimato en el que mantenía a Eduardo, ya que el Dr. L'Espérance no quería limitarse a hablar de «la persona a la que ayudo». Se desvanecieron mis temores, y confesé que era la tutora legal de Eduardo y también su madre. Le expliqué todo y contesté a sus preguntas. Tomaba notas. Supe enseguida que, esta vez, había llamado a la puerta acertada. Sí, iba a buscar por su parte a un psiquiatra y comunicarme más adelante los resultados. Cuando me dijo que también iba a venir a casa para conocer a Eduardo y constatar él mismo su situación, ¡no podía contener mi alegría! Tan grande era la emoción que casi me puse a llorar.

Fue gracias al Dr. L'Espérance que el camino se abrió ante nosotros. Me indicó que tal vez la asociación Exit no tenía las mismas exigencias que Dignitas y que merecía la pena tantear el terreno. Yo ya sabía, y se lo dije, que Exit ofrecía sus servicios solamente a los ciudadanos suizos, que Dignitas era la única asociación que aceptaba a personas procedentes de otros países. Pero me equivocaba. Al volver a consultar la web, comprobé que existía otra organización que también aceptaba a extranjeros: Growing Path.

Fundada en Basilea, hace más o menos diez años, Growing Path tiene un compromiso firme en favor del respeto de la dignidad humana, del derecho a la autodeterminación y de la legalización de la muerte voluntaria asistida en todos los países. Entre las prioridades de Growing Path constan el mantenimiento y la mejoría de la calidad de vida, así como la prevención del suicidio, aunque su principal objetivo sigue siendo la autodeterminación del paciente, sobre todo al final de la vida. Los criterios de admisibilidad para el suicidio asistido y el coste son los mismos que en Dignitas.

En menos de una semana se produjo un cambio radical. Llamé al Dr. L'Espérance para darle la noticia: ya no tenía que buscar a ningún psiquiatra. Yo había contactado con Growing Path por correo electrónico y la presidenta, Gisela Kosch, me había asegurado que no era obligatorio que un psiquiatra valorase la capacidad de discernimiento. Maravilloso, ¿verdad? Ahora lo necesitábamos para que confirmase la capacidad de discernimiento de Eduardo.

Le repetí que Eduardo estaba decidido. También quise que supiera lo que Eduardo había afirmado claramente ante mí: «No hay nada en mi vida que merezca que me quede en este mundo». Su decisión la había tomado a finales de febrero de 2018 y se mantenía firme en el tiempo. El Dr. L'Espérance aceptó con gusto la delicada tarea que acababa de confiarle, y quedamos en una fecha para el primer encuentro.

Me sentía infinitamente reconfortada. En nuestra ruta solitaria, habíamos encontrado a un amigo. Mi corazón latía de alegría.

# Diálogo C

Estaba tan aliviada… Tras meses buscando en vano un psiquiatra comprensivo y empático, al fin veía una salida, la posibilidad real para mi hijo de atravesar las etapas que llevarían a la realización de su proyecto. Cuando informé a Eduardo acerca de mi progreso, comprendió rápidamente que acababa de eliminarse un enorme obstáculo. No dijo gran cosa, pero la expresión que observé en su rostro lo decía todo. Estaba muy satisfecho. Los dos nos sentíamos apaciguados por la evolución de los acontecimientos, y de repente el aire que respirábamos se volvió más ligero. Aproveché para reanudar nuestras conversaciones y le pregunté:

—¿Puedes hablarme de tu sufrimiento?

Permaneció silencioso un largo rato. Me di cuenta de que no había formulado bien la pregunta. Así que volví a empezar:

—En una escala de 1 a 10, donde 1 quiere decir ningún sufrimiento y 10 quiere decir mucho mucho sufrimiento, ¿dónde situarías tu sufrimiento?

—Nueve.

—¿Nueve? Quiere decir que sufres mucho.

—Sí.

—¿Por qué 9 y no 10?

—Porque hay momentos en que me río.

Era verdad. Todavía lo oía reírse a carcajadas casi todos los días, cuando escuchaba dibujos animados o programas humorísticos.

—Pero ¿por qué sufres?

—Sufro físicamente, intelectualmente y emocionalmente —me declara, sombrío y serio a la vez.

—Físicamente, ¿por qué?

—Porque estoy siempre sentado en una silla. Mi cuerpo no me obedece. Y tengo muchas mioclonias.

—¿E intelectualmente?

—No puedo leer, estudiar, trabajar…

—¿Y por qué sufres emocionalmente?

—No tengo novia y no tengo amigos.

—Entiendo muy bien que sufras enormemente, Eduardo. A mí me duele verte sufrir, ¿sabes? ¿Qué sería lo mejor que podría pasarte?

—Otra parada cardíaca.

Y esta vez sin reanimación, ¡por favor!

—Entonces, ¿no tienes esperanza en el futuro?

—¿Tú ves luz en mis ojos? —me replica, con el rostro crispado.

No, no veía luz.

Este breve *tête à tête* impuesto por las circunstancias le había permitido a Eduardo verbalizar su dolor de vivir. Me impresionaba ver cómo era capaz de expresar su sufrimiento. Yo sabía hasta qué punto le resultaba difícil articular las palabras y enlazar las oraciones con un mínimo de fluidez. A pesar de mis esfuerzos para mantenerme serena ante él, sentía en mí de una forma muy particular la herida que ambos llevábamos desde hacía tantos años. Pero, al mismo tiempo, era feliz de oírlo hablar una vez más con esa lucidez suya, y esperaba que demostrase tanta elocuencia en los encuentros con los médicos.

# La preparación del expediente

A partir del momento en que contacté con la Dra. Kosch, todo fue muy rápido.

Antes incluso de recibir el expediente completo de Eduardo, ella percibió la magnitud de la situación en todas sus dimensiones y nos tendió la mano. Comprendía el gran sufrimiento que no lo dejaba vivir. Me pidió que le enviase una pequeña grabación que le permitiese ver a Eduardo por primera vez. ¡Claro! Además, recibí de ella muestras de ánimo que no esperaba y que me sentaron muy bien: «Que buena madre es usted, es tan difícil para una madre aceptar y respetar este deseo de su hijo». Me decía eso después de responder a todas mis preguntas con claridad y precisión. Yo estaba conmovida. Ya sabía sin la menor duda que con ella íbamos por buen camino. Me alegraba poder continuar trabajando con todas mis fuerzas por la decisión que Eduardo había tomado libremente.

Le dije a la Dra. Kosch que a Eduardo le hubiese gustado que su suicidio asistido fuese el 20 de noviembre, fecha de su parada cardíaca en 2002, pero que eso era imposible debido a la disponibilidad de vuelos de Air Transat. También le dije que había dos cosas cuya realización quería vivir antes de su partida: la publicación de nuestro libro *¿Por qué me han reanimado?* en francés y en inglés y un último viaje a España para ver a su amiga Paz. Por lo tanto, había decidido que su muerte voluntaria asistida (MVA) tendría lugar en agosto o septiembre de 2019.

En primer lugar, Eduardo tenía que hacerse miembro de la asociación. Con fecha de 6 de noviembre de 2018 firmó, de forma rudimentaria (EDU) pero con gesto decidido, la declaración de adhesión a Growing Path y el formulario de directrices anticipadas que yo había rellenado con él y para él. Dos días más tarde, avisaba a la Dra. Kosch de que pensábamos seriamente en el 5 de septiembre de 2019 para la MVA de Eduardo. Al día siguiente, además de darme información adicional, ella me contestaba que había hecho una «reserva provisional para el 5.9.2019 para Eduardo». ¡Era maravilloso! El proyecto de Eduardo empezaba a tomar forma…

Pero había que presentar una petición formal de MVA según las exigencias de Growing Path. Necesitábamos los informes médicos de Eduardo resumiendo sus diversas estancias en los hospitales de España. ¿Dónde los había metido? En nuestro piso busqué por todas partes, lo registré todo y lo volví a registrar una y otra vez, hasta que decidí abrir un sobre con la indicación «Copias de todo lo que mandé el 5 de junio de 2013». ¡Bingo! En esa época tenía lugar en Córdoba un procedimiento judicial en el que éramos parte yo y el padre de mis hijos.

Había hecho llegar a mi abogada todos los documentos originales que podían servirle en su argumentación ante la jueza del Juzgado de familia. Entre las copias que acababa de descubrir se encontraban las de los informes médicos de Eduardo. Sin demora: contacto por correo electrónico con el despacho de mi antigua abogada, búsqueda de los originales en mi abultado expediente (divorcio contencioso) y envío por correo postal de estos valiosos documentos. Después, una traductora jurada de Montreal se encargó de la traducción oficial que debía adjuntar a los originales. Pensé que después de haber traducido los informes médicos de Eduardo, tal vez tendría ganas de conocer el resto de su conmovedora historia. Entonces aproveché para sugerirle que leyese nuestro libro. Tras leer el extracto disponible en Amazon, me envió un correo electrónico: «Su relato es sencillamente estremecedor. La historia de Eduardo, incluso leída a través de los informes médicos, arranca el corazón». Estábamos contentos de que ella hubiese comprado el libro. Acabábamos de tocar a otra persona.

El expediente debía también incluir un informe médico reciente. Había que ser prudente porque queríamos mantener el proyecto de Eduardo en la más estricta confidencialidad. Le dije a nuestra médica de cabecera que pensábamos regresar a Europa para vivir —lo cual no era totalmente falso ya que había cavilado sobre ello más de una vez en un pasado relativamente reciente— y que necesitaba montar un dosier completo para mi hijo discapacitado. Otra dificultad era que nuestra médica de cabecera no conocía realmente a Eduardo, porque él casi nunca se ponía enfermo y gozaba, como se complacía en decirlo, de los cuidados de su médico particular, en este caso yo. Para colmar esta laguna le proporcioné toda la información necesaria para la redacción de un resumen detallado del historial médico de Eduardo. De verdad, era una gran suerte poder contar con la colaboración de nuestra médica. Eduardo no le daba mucha importancia —seguramente porque confiaba en mí al 100 % para la gestión de todo el proceso—, pero yo me alegraba enormemente. Cuando leyesen el informe los médicos suizos iban a hacerse una muy buena idea de la situación de Eduardo antes incluso de reunirse con él.

Había llegado el momento de evaluar la capacidad de discernimiento de Eduardo. Quería que todo se hiciese lo más rápidamente posible, porque nunca se sabe si surgirá algo que complique las cosas en el momento menos esperado. Nadie está a salvo de un accidente o un ACV... Afortunadamente, todo ocurrió sin ningún percance. El Dr. L'Espérance pudo organizarse fácilmente —dijo— para venir a nuestra casa, en Quebec, aprovechando sus frecuentes desplazamientos entre Montreal y Bas-Saint-Laurent. Asistido por su pareja, médica ella también aunque jubilada, evaluó a Eduardo en dos tiempos, es decir, en dos encuentros formales bastante largos durante los cuales valoró en profundidad el estado y las circunstancias de vida de Eduardo, así como la percepción sin ambigüedad que tenía de su propia existencia.

El Dr. L'Espérance no se anduvo con rodeos. Inmediatamente después de las presentaciones de rigor, se dirigió a Eduardo más o menos en estos términos: «Me ha dicho tu madre que has decidido ir a Suiza para un suicidio asistido. ¿Puedes decirme por qué?». La respuesta no se hizo esperar: «Porque mi alma sufre». Pero el Dr. L'Espérance no entendió nada, puesto que Eduardo tenía grandes dificultades de elocución y articulación. Era necesario estar acostumbrado a su manera de hablar para comprenderlo. Entonces Eduardo repitió «Porque sufro», y yo lo repetí también tras él para asegurarme de que el mensaje había sido recibido. Creo que el Dr. L'Espérance no se esperaba una respuesta como esta. Yo miraba a mi hijo y lo veía fiel a sí mismo: sucinto y sustancial.

Desde el primer momento el Dr. L'Espérance constató la tetraparesia espástica que limitaba todo el cuerpo de Eduardo. Luego, a lo largo de su exploración, observó también que carecía totalmente de equilibrio, que no controlaba bien ninguno de sus movimientos, que tenía reflejos anormales, que cada uno de sus gestos se veía frustrado por toda clase de alteraciones neurológicas (distonía, dismetría, atetosis y mioclonias) y que no podía llevar a cabo ninguna actividad de la vida cotidiana o doméstica. En fin, que era completamente dependiente de los demás. Sí, comprobó que todas estas terribles secuelas obligaban al cuerpo de Eduardo a mantenerse en una invalidez permanente y definitiva.

Asimismo, el Dr. L'Espérance notó la capacidad de Eduardo para reflexionar y expresar su pensamiento. Se dio cuenta de que, a pesar del daño ocurrido en su cerebro, Eduardo entendía perfectamente su situación y su estado neurológico. Eduardo le dijo al Dr. L'Espérance que sufría porque estaba en una silla de ruedas, sin poder hacer nada por sí mismo. Le dijo que no quería seguir viviendo así y que si deseaba morir era para dejar de sufrir. De forma espontánea añadió que estaba muy cabreado con los médicos por lo que le habían hecho (haberlo reanimado), ya que podría estar en el Cielo. Entonces habló de nuestro libro, a punto de ser publicado en francés, que contaba su historia.

Para el Dr. L'Espérance no existía ninguna duda acerca de la capacidad de discernimiento de Eduardo, algo de lo que se dio cuenta desde los primeros instantes que pasó con él. En su excelente informe, que abarcaba los conceptos de consentimiento informado y de capacidad para consentir en relación con la AMM en Quebec y en Canadá, concluía que Eduardo, aunque sujeto a un régimen de protección, tenía todo el derecho a su autodeterminación. También mencionaba numerosas observaciones que probaban la capacidad de Eduardo para hacer las preguntas adecuadas y tomar una decisión informada y meditada sobre su futuro. Leí el informe del Dr. L'Espérance con el corazón profundamente emocionado. Este documento tenía un valor inestimable para el proyecto de Eduardo. Estaba feliz por mi hijo.

Al final del mes de noviembre de 2018, la petición de MVA de Eduardo fue recibida por Peaceful Bridge, la fundación asociada a Growing Path que se ocupa de las peticiones hechas por los miembros para obtener una muerte voluntaria asistida. Por supuesto, no existía una garantía absoluta. «No puedo nunca daros 100 % seguridad que será aceptado. Debe tener las visitas médicos en Suiza, antes solo podemos estar seguro 99 %», me contestó la Dra. Kosch, a la que ahora me dirigía por su nombre de pila, Gisela, como si fuese una amiga —la verdad, ¡ya lo era!—. Con el fin de completar el expediente de Eduardo, teníamos que enviar, en los seis meses anteriores a la fecha prevista para su MVA, las copias escaneadas de ciertos documentos legales requeridos por las autoridades suizas: el certificado de nacimiento, el pasaporte, una prueba de domicilio, una declaración jurada de soltería y el informe que confirmase la capacidad de discernimiento.

Preparé nuestro viaje a Suiza en un santiamén, ¡con la velocidad de un relámpago, incluso! ¡Había que reservar antes de que no quedase sitio ni en los aviones ni en los hoteles! Para nuestro último viaje juntos, compré billetes en clase Club. Consultamos con verdadero placer el menú ofrecido por el chef Daniel Vézina en Air Transat. Seguro de sí mismo, Eduardo eligió como plato principal la lasaña al *confit* de pato. A juzgar por la expresión que iluminaba su rostro, podía decirse que estaba ya deleitándose con ello. Al no conocer el hotel donde íbamos a alojarnos, preferí llamar antes de reservar nuestra habitación para asegurarme de la accesibilidad para las personas con movilidad reducida. También quería estar segura de poder maniobrar con Eduardo en el cuarto de baño sin demasiada dificultad. Con el plano proporcionado por el hotel, pude comprobar que había suficiente espacio y que la configuración bañera-lavabo-váter no nos molestaría en nuestros movimientos. Una vez resuelto el viaje, ¡qué satisfacción! El proyecto de Eduardo avanzaba sin tropiezos…

Pero algo seguía preocupándome: la capacidad de discernimiento. ¿Bastaba con el informe del Dr.

L'Espérance? Al volver a consultar a Gisela, me di cuenta de que la impresión de un segundo médico le daría mucha más solidez al expediente de Eduardo. Sin perder tiempo recurrí al Dr. Viens y le llamé por tercera vez. Lo habría sentido realmente, me dijo, si le hubiese pedido respaldar a Eduardo en una solicitud de AMM aquí, en Quebec. De hecho se habría visto obligado a denegar su apoyo, puesto que habría sido absurdo participar en una empresa que no tenía ninguna posibilidad de éxito. Pero ya que se trataba de colaborar en un proyecto madurado que se realizaría en Suiza, el Dr. Viens ofreció su ayuda sin vacilar lo más mínimo.

A lo mejor, para la sociedad Eduardo no se encuentra al final de la vida, me señaló, pero tengo la impresión de que él se considera así, y eso es lo que importa. Probablemente tenía razón. Le hablé entonces de lo que Eduardo decía a menudo, que su vida se había acabado cuando tenía seis años y que con la reanimación, era su infierno lo que había empezado. Incluso le repetí palabra por palabra lo que Eduardo, unos días antes, había vuelto a decirme: «Soy un fósil viviente, he muerto pero me han obligado a quedarme».

Antes de que el Dr. Viens viniese a casa, exploré con Eduardo una opción de la que me había hablado, la del ayuno completo voluntario. Tenía mi propia opinión sobre ello, pero quería que Eduardo se expresase libremente. Le repetí lo que me había explicado el Dr. Viens: que una manera de llegar a ser admisible para la AMM era dejar de comer y de beber (lo cual se considera un rechazo al tratamiento) hasta encontrarse en una situación cercana al final de la vida. Ante tal eventualidad Eduardo pronunció una sola palabra: horrible. Por lo tanto, no íbamos a contemplar esta posibilidad. ¡Menos mal!

El Dr. Viens comprendió admirablemente bien la situación de Eduardo y redactó un informe que apoyaba y completaba de maravilla el del Dr. L'Espérance. La lectura de nuestro libro —lo había devorado, me dijo— fue esencial para comprender su trayectoria y el estado de ánimo en el que seguramente se encontraba. De Eduardo dijo que estaba muy presente cognitivamente, y notó el interés activo que demostraba por su entorno. Constató que a pesar de los problemas de comunicación (disartria), podía construir una argumentación, debatirla y defender —a veces enérgicamente— sus ideas. También percibió en Eduardo la frustración y la ira generadas por la imposibilidad de plantearse unas relaciones sociales significativas, por mínimas que fuesen. Su más anhelado sueño, caminar, era inalcanzable y su otro sueño, el de tener una compañera, nunca se haría realidad. Su condición era irreversible y lo sabía. Le dijo al Dr. Viens hablando del suicidio asistido que «es eso lo que va a llevarme al Cielo». Luego hizo una representación impresionante del proceso de su muerte voluntaria asistida.

Cuando el Dr. Viens le preguntó a Eduardo si entendía los riesgos asociados al suicidio asistido, Eduardo se echó a reír con tranquilidad y respondió: «No tengo miedo». Le habló también de la posibilidad de que la cuestión de las leyes sobre la AMM tuviese un desenlace positivo, lo que podría llevar a su admisibilidad aquí, en Canadá, y ahorrarnos un viaje caro a Suiza. Sin darle vueltas

Eduardo le hizo saber que no quería esperar, que debía acontecer en 2019.

El Dr. Viens vio con claridad que Eduardo era perfectamente consciente de cuanto ocurría a su alrededor y de la vida llena de sentido y de cosas interesantes de la que gozaban los demás chavales de su edad. Vio que era capaz de reflexionar por sí mismo y que había tomado una decisión inapelable basada en su propia realidad. Eduardo sabía que en caso de no poder acceder a un suicidio asistido, tendría que seguir sufriendo como lo había hecho en los dieciséis años anteriores. Y de eso, para Eduardo, ni hablar.

Conclusión: dos médicos con experiencia declaraban que Eduardo tenía plena capacidad para decidir en el contexto de su petición de suicidio asistido. No podía pedir más. Todos mis esfuerzos de búsqueda habían sido al fin exitosos. El proceso de liberación de Eduardo proseguía poco a poco... Y por muy extraño que pueda parecer, me alegraba por la muerte cada vez más próxima de mi hijo. ¿Acaso no era aquello la liberación que deseaba?

Lo único que me quedaba por hacer era entregar a Peaceful Bridge, en el momento oportuno, los documentos legales que faltaban todavía y proceder al pago de la MVA más o menos dos semanas antes de viajar a Suiza. Le daba las gracias al Cielo por haberme casado con sociedad de gananciales. La venta de la casa donde vivíamos en España, de cuya mitad era propietaria, me permitió financiar yo misma el proyecto de Eduardo.

# *Diálogo D*

Era a menudo durante la cena o después cuando entablábamos nuestras verdaderas conversaciones, cuando nos tomábamos el tiempo para explicarnos el uno al otro. Una tarde me dijo a bocajarro:

—Merece la pena vivir la vida y es mejor no tener que quitarse la vida. Pero hay situaciones donde es eso lo que hay que hacer.

—¿Qué clase de situaciones?

—Situaciones como la mía.

Cuánto lo entendía… Pero no dije nada. Permanecí silenciosa. Declaró entonces con tono tajante:

—Yo, o vuelvo a andar o bien me voy. Como retomar mi vida de antes no es posible, elijo marcharme.

Más claro que eso, imposible. Quise señalarle que su suicidio asistido tendría consecuencias para las personas en su entorno. Disparó su respuesta como una flecha:

—¡Que se vayan a la mierda! ¡Soy yo quien decide, mi vida me pertenece!

—¿Pero te das cuenta de que vas a dejarme sola, a abandonarme en este mundo?

—Sí.

—¿Y no te importa?

—No —replica con convicción—, ya te lo he dicho, solo una persona podría conseguir que me quede.

Sí, lo sabía. Por Paz se quedaría, pero con la condición, por supuesto, de poder andar.

Seguimos hablando de su proceso de liberación. Entonces fue él mismo quien puso sobre la mesa el tema de darle la noticia a su padre, recalcando que yo debía hacerlo solo una vez que todo hubiese terminado. Quería estar seguro de que nadie interfiriese en su proyecto. Lo tranquilice diciéndole:

—No te preocupes, Eduardo, cuando llegue el momento me encargaré de explicarle tu punto de vista.

—Ya me han estropeado mi partida una vez, no me la van a estropear otra vez —añadió con la voz turbada por la emoción.

Querido Eduardo, cuánto le hubiese gustado vivir su vida… Durante los últimos meses que precedieron a su partida expresó numerosas veces, siempre con esa vehemencia que lo caracterizaba, que la vida que vivía no era suya, que su vida —la verdaderamente suya— se había acabado cuando tenía seis años, que le habían robado su vida y su muerte también.

# La carta a Peaceful Bridge

En cada una de nuestras charlas, yo transcribía con fidelidad todo lo que Eduardo me decía. Garabateé numerosos borradores que luego corregí muchas veces siguiendo las indicaciones del autor. Al cabo de cierto tiempo Eduardo logró, siempre con mi ayuda, escribir su petición oficial a Peaceful Bridge. Este es su contenido:

«Soy Eduardo García Beaudoin. Quiero recibir la ayuda médica a morir. Pido a Peaceful Bridge que me ayude a irme con una muerte voluntaria asistida.

Estoy harto de la vida que tengo. Me gustaría haber nacido hace mucho tiempo, cuando no existía la reanimación cardiopulmonar. Así no me habrían reanimado cuando tuve mi parada cardíaca el 20 de noviembre de 2002. Podría estar en el cielo y no tendría que vivir un calvario cada día. Me acuesto por la noche y me gustaría no despertarme nunca.

No estoy enfermo. Estoy discapacitado por culpa de la reanimación. Estoy en silla de ruedas. Mi cuerpo no me obedece. Carezco de equilibrio. No controlo bien mis movimientos y tengo muchas mioclonias.

No puedo hacer nada solo. Es mi madre la que me viste y me quita la ropa; es mi madre la que me cepilla los dientes y me afeita; es mi madre la que me ayuda para hacer mis necesidades, es ella incluso la que me limpia el culo; es mi madre la que me lava; es mi madre la que me ayuda a comer; también es ella la que me ayuda cuando me traslado de un asiento a otro; es mi madre la que me acompaña al acondicionamiento físico; es mi madre la que maneja por mí el mando a distancia de la televisión; y también es mi madre la que me lee en voz alta, etc. La vida con mi madre es fatal; pero es mejor que estar en una residencia. Yo no quiero acabar pudriéndome en uno de estos sitios.

Ya no puedo más con esta vida de mierda. Me despierto por la mañana y querría seguir durmiendo. Mato el tiempo con el ordenador. A veces juego a juegos; a veces veo dibujos animados o *sketchs* humorísticos; a veces escucho música. Con la ayuda de mi madre hago acondicionamiento físico 2-3 veces a la semana. Por las noches veo la televisión con mi madre. De vez en cuando me voy de paseo en silla motorizada con mi madre, pero es bastante frustrante porque no rueda muy rápido.

Mi vida no es vida; es un calvario. Lo que querría es andar. Querría hacerlo todo por mí mismo y a mi manera. Querría dejar de ser discapacitado. Querría tener una novia, salir con amigos, jugar al fútbol, ir en bicicleta, hacer senderismo en el bosque, leer y escribir, aprender cosas, trabajar, tocar el piano, escalar, conducir un coche. Querría ser libre. Querría mear como un hombre, comer solo, echarme en un sofá y hacer zapping a mi antojo, holgazanear a mi manera, ir a donde quiera cuando quiera. Querría estar con mi novia para protegerla y hacer todo cuanto pueda por ella. Querría vivir una verdadera vida. Pero no es posible. Eso jamás será posible. Nunca podré hacer nada de todo eso.

Tenía una misión: era intentar volver a andar y recobrar la vida que tenía antes. Hice todo lo que pude para ello, pero no funcionó. Todavía estoy en silla de ruedas. No tengo autonomía. No tengo libertad. No tengo independencia. Y estoy harto de vivir así. Quedarme aquí quiere decir seguir viviendo un calvario, quiere decir seguir sufriendo… sufriendo físicamente, sufriendo intelectualmente y sufriendo emocionalmente. Lo mejor que me podría pasar es otra parada cardíaca.

Quiero morir porque ya no puedo más con la silla de ruedas. Quiero morir porque mi vida no tiene sentido. Quiero morir porque no puedo hacer nada. No puedo ser yo mismo. El futuro para mí es continuar con el mismo calvario que llevo aguantando desde hace años (16 años). Estoy harto. No sé lo que es vivir con dignidad, pero me gustaría morir con dignidad.

Si me marcho con una muerte voluntaria asistida, me voy al cielo. Quiere decir que me libero de mi discapacidad, quiere decir que dejo de sufrir. Eso es lo que quiero. Necesito que Peaceful Bridge me ayude a morir».

# *La reseña autobiográfica*

Nos tomamos un tiempo para pensar en la vida que había transcurrido. Viajamos al pasado y al presente, y revivimos muchos momentos desgarradores; y luego los acontecimientos más importantes que habían marcado la vida de Eduardo y que él deseaba contar se desplegaron de manera natural sobre el papel. Esta es la reseña autobiográfica que Eduardo presentó a Peaceful Bridge:

«Me llamo Eduardo García Beaudoin. Tengo 22 años. Nací el 6 de agosto de 1996 en Córdoba, España. Mi padre es español y mi madre quebequense. Era un niño energético y dinámico. Había empezado a practicar judo y me encantaba jugar al fútbol. En verano, pasaba horas en la piscina. Me gustaba ir al colegio y tenía mi grupo de amigos. Había una niña en mi clase a la que quería mucho: Paz. Todavía la quiero.

El 20 de noviembre de 2002 tuve una parada cardíaca en el colegio. Me reanimaron y me llevaron al hospital. Al cabo de dos semanas, salí de Cuidados Intensivos en estado vegetativo. Terminado. Lo había perdido todo. Estaba jodido. Es mi madre quien me ayudó a salir de allí. Con ella trabajé durante años. Recibí todo tipo de tratamientos: fisioterapia, logopedia, estimulación multisensorial, osteopatía, equinoterapia, hidroterapia, fibrotomías percutáneas, tratamiento con bótox, cirugía, triciclo adaptado, marcha terapéutica con andador adaptado, etc. Recuperé algunas cosas, pero estoy todavía en una situación de mierda: estoy en silla de ruedas, mi cuerpo no me obedece, no tengo libertad, no tengo autonomía.

Mis padres se divorciaron tres años después de mi parada cardíaca. Mi madre quería quedarse en España, pero mi padre no nos dejaba vivir. Entonces nos marchamos a Canadá. Era en agosto de 2008. Mi hermano mayor decidió quedarse en España, pero él también se vino a Canadá dos años más tarde.

Al principio vivíamos en casa de mi abuela. Cuando vendió su casa, mi madre y yo nos mudamos a un piso. Mi hermano se fue a vivir con su perra a otro piso. Lo veo solo unas pocas veces al año. De todos modos no se preocupa por mí. Para mi cumpleaños mi padre me manda un libro, pero no tengo contacto con él desde 2015.

No tengo amigos. Nadie comunica conmigo. Tengo a mi madre. Y tengo una tía que me acepta y me comprende. Se llama Martine y vive con su hermano Jean, que tiene síndrome de Down. Voy a su casa, en el campo, dos veces al mes. Allí vive mi perra Luna, porque están prohibidos los perros en nuestro bloque de pisos. La echo de menos todos los días.

Aquí, en Quebec, estuve cinco años en un colegio especial, pero no me gustaba. No me interesaba nada. Todo estaba decidido y controlado por los demás. Tenía la impresión de estar «en la cárcel». Estaba contento de poder dejar el colegio cuando cumplí 16 años. Desde entonces soy yo quien organiza mis jornadas. Me entretengo con el ordenador: música, juegos, dibujos animados, documentales, *sketchs* humorísticos, videoclips y Facebook. Escucho música a menudo. Me ayuda cuando siento que voy a estallar. Paso el tiempo. Eso es todo lo que hago: pasar el tiempo.

Desde hace siete años me entreno 2-3 veces a la semana en el PEPS (pabellón deportivo) de la Universidad Laval. Esperaba poder volver a andar un día. Por eso estuve haciendo acondicionamiento físico durante años. Creí realmente que esforzándome mucho durante bastante tiempo conseguiría cambiar mi situación. Hoy sé que nada va a cambiar. Estoy ante un muro infranqueable. Si sigo entrenándome, es porque quiero mantenerme fuerte.

En 2015 le pedí a mi madre que escribiese mi historia. Es importante que todo el mundo sepa lo que me ha pasado. No entiendo por qué me han reanimado. Al hacerlo me han metido en el infierno para el resto de mis días. Mi vida no es vida, es un calvario. Espero que mi historia abra los ojos de mucha gente y sobre todo de los médicos. El libro lo ha escrito mi madre en español; y pronto se podrá conseguir en francés y en inglés en Amazon. Espero que mucha gente lo lea y comience a reflexionar sobre la reanimación. Espero de verdad ser oído.

Pero de todos modos eso no cambiará lo que vivo. Para mí no hay esperanza. Voy a seguir sufriendo en mi cuerpo y en mi alma. Voy a seguir aguantando el mismo calvario cada día. Voy a seguir estando solo. Voy a seguir estando encarcelado en mi puñetera silla de ruedas, sin poder hacer nada por mí mismo. Para mí no tiene sentido continuar así. No tiene sentido quedarse en un mundo donde no puedo vivir con dignidad y con libertad. Si no puedo andar, la vida no tiene sentido.

Con mi madre voy a viajar a España por última vez en mayo de 2019. Quiero volver a ver mi país natal y a Paz. Después de eso estaré listo para marcharme.

Aparte de mi madre, hay otras dos personas que saben lo que voy a hacer: mi tía Martine (aquella en cuya casa vive mi perra Luna) y una prima de mi madre. Ambas comprenden que sufro mucho y que quiero acabar con ello. A mi hermano se lo diré en el último momento.

Voy a hacer el viaje a Basilea con mi madre y tal vez con mi tía Martine también, pero no es seguro que ella pueda venir.

Merece la pena vivir la vida, y es mejor no tener que quitarse la vida. Pero hay situaciones donde eso es lo que hay que hacer. Yo vivo algo que es insoportable; por eso me alegro de poder irme por fin al cielo».

# Los *últimos tiempos*

Volvimos de España el 21 de mayo de 2019, al final de la tarde, cansados pero colmados. Acabábamos de pasar dos semanas en Córdoba, la ciudad natal de Eduardo, y estábamos profundamente complacidos de este periplo inolvidable. El clima nos había mimado con su sol de primavera que nos acariciaba la piel sin quemarla y el agradable frescor de sus noches, y cada día habíamos aprovechado la ocasión para saciarnos a gusto, disfrutando los sabrosos platos de la gastronomía española. Sin ser unos comilones, a los dos nos gustaba mucho comer —eso sigue igual— y cada una de nuestras escapadas culinarias nos había sentado estupendamente. Pero no era eso lo más importante. Lo verdaderamente extraordinario de nuestra estancia fue el hecho de que Eduardo había podido hacer realidad su deseo de volver a ver a Paz. La había vuelto a ver incluso más de una vez.

Paz, su dulcinea. Era más preciosa que cualquier otra cosa. Era su joya, su perla rara, su fabuloso tesoro. La guardaba tiernamente en su corazón. Ella ocupaba tiernamente todos sus pensamientos…

Eduardo había comprado un regalo para su amiga: una doble cadena que se podía llevar a modo de gargantilla o de pulsera, muy bonita, elegante y sencilla, compuesta por una hilera de finos anillos de oro y otra formada por una serie de minúsculas piedras color turquesa. Una joya delicada que le sentaría de maravilla a la que reinaba en su corazón. Para acompañar su obsequio, me había pedido que confeccionase una tarjeta especial con uno de sus mandalas ricamente coloreados, una tarea que había ejecutado con celeridad y entusiasmo desbordante, gracias a un programa de manipulación de imágenes instalado en nuestro ordenador. Inspirado por las canciones de amor que escuchaba todos los días, había escrito para Paz unas palabras muy tiernas, unas palabras que brotaban desde lo más profundo de su ser, de sus entrañas, de su alma, de todo lo que era, unas palabras que vivían y vibraban en él.

En uno de sus reencuentros, Paz le preguntó a Eduardo cómo transcurrían sus días desde que había llegado a Córdoba. Contestó con su voz profunda, mirándola intensamente, que lo más bonito de su estancia era ella. Se derritió. Juntos compartieron un cóctel, un refresco, un helado, otro cóctel y otro… Cada encuentro era una inmensa alegría para Eduardo. Y para mí. No puedo describir con palabras el espectáculo tan dulce y tan hermoso que tuve el privilegio de admirar cada vez que volvieron a verse. Eduardo se dedicaba a contemplar a Paz, clavaba sin vergüenza su mirada cariñosa en aquella a la que amaba, la invadía con sus ojos penetrantes una y otra vez, se la bebía literalmente con la mirada. Jamás lo olvidaré.

Cuando Gisela Kosch me informó de que iba a Vancouver a finales del mes de mayo de 2019 para participar en un congreso sobre la AMM, le comenté a mi hermana Martine, bromeando, que podría aprovechar para dar una vuelta por Quebec. «¿Pero qué dices?», exclamó ella. Por supuesto, no me lo esperaba realmente; era demasiado pedir a la providencia, pero nada me impedía imaginar esa escena reconfortante. Algún tiempo más tarde, para mi gran sorpresa, Gisela me envió un correo electrónico anunciándome su visita a Quebec, puesto que deseaba conocer a Eduardo antes de nuestro viaje a Suiza. ¡Qué satisfacción! ¡Qué consuelo! Iba a venir aquí, a nuestra casa, para entrevistarse con Eduardo, comprobar su situación y asegurarse ella misma de que él tenía capacidad de discernimiento. Al enterarse de la noticia, Martine, ocultándome su preocupación por el desenlace de esta visita, exclamó «¡Guau!». Yo sentía regocijo.

El encuentro estaba previsto para el sábado 25 de mayo, al final de la mañana, en cuanto llegasen a Quebec. Gisela venía acompañada por Lukas, su compañero de vida. En torno a un café tonificante y un trozo de bizcocho, que había preparado especialmente para ellos, nos reunimos en nuestra sala de estar. Sin perder tiempo, Gisela enchufó su ordenador portátil y se puso manos a la obra. Se había colocado al lado de Lukas, en uno de los sofás pequeños, y Eduardo, que acababa de presentarle, estaba delante de ella, sentado en su silla de ruedas, aguardando, dócil, a que empezase el interrogatorio.

Gisela entabló la conversación enérgicamente. Tenía en mente un objetivo: corroborar, como médica suiza, las conclusiones a las que habían llegado los dos médicos canadienses. En cuanto se inició el diálogo, me pidió que no interviniese demasiado rápido —lo que hacía, sin ser consciente de ello, para paliar las dificultades de comunicación—. Se trataba de algo entre ella y él, y comprendí que quería proteger su interacción con Eduardo de cualquier interferencia que pudiese falsear la evaluación. Evidentemente. En mi febrilidad, no me había dado cuenta del afán que manifestaba por apoyar a Eduardo. Por lo tanto, me adapté a las circunstancias, situándome delicadamente en segundo plano pero manteniéndome atenta, lista para repetir o traducir lo que decía Eduardo.

Conforme iba interactuando con Eduardo, Gisela apuntaba todo lo que recogía. Recuerdo haber notado con asombro la agilidad con la que sus dedos bailaban sobre el teclado y la rapidez impresionante con la que el expediente desplegado en la pantalla de su ordenador se llenaba con las impresiones de su visita a domicilio. Finalmente, alzó la cabeza hacia Eduardo y, satisfecha de sus observaciones, le confirmó que podía ir a Suiza para tener una muerte voluntaria asistida. Eduardo no estaba sorprendido; estaba seguro de sí. Por mi parte, el alivio era grande; empezaba a respirar francamente mejor. Acabábamos de superar una etapa crucial de su proyecto de liberación.

Por la noche de ese mismo día, celebramos nuestro júbilo y brindamos con Gisela y Lukas, a quienes había invitado a compartir nuestra humilde cena. Y al día siguiente, nos reunimos todos en nuestro piso alrededor de Eduardo: el Dr. Viens, el Dr. L'Espérance y su pareja, Gisela y Lukas y yo misma, por supuesto. Para salpimentar el encuentro había preparado algunas cosas para picar, pero nadie probó nada. Estaban todos demasiado ocupados discutiendo acerca de la AMM. Yo no pude resistirme a unas patatas fritas y una copa de vino blanco; y emocionada, conmovida y agradecida a la vez, disfruté contemplando aquel espectáculo insólito: mi hijo de 22 años, destruido por la tecnología médica, rodeado por los cuatro médicos que lo apoyaban en su empeño por obtener un suicidio asistido. En el camino tan difícil del proyecto de Eduardo, me sentía arropada con un cariño especial.

Tras la visita de Gisela y Lukas, solo quedaban tres meses antes de la MVA de Eduardo. Un último verano juntos. Lo vivimos como solíamos vivir, día a día. No intentamos divertirnos de manera exagerada o hacer cosas extraordinarias, como salidas exorbitantes, compras caprichosas o aventuras gastronómicas a los mejores restaurantes de la ciudad —con la excepción del vuelo Montreal-Basilea en clase Club, lo cual no era nada extravagante, habida cuenta de las circunstancias excepcionales—. La verdad es que continuamos viviendo cada día con toda sencillez, fieles a nosotros mismos, disfrutando plenamente de los instantes sabrosos —demasiado escasos— de nuestra vida desmantelada. Eduardo ni siquiera me pidió que le preparase un *drink* especial, ya degustado o aún por descubrir, a pesar de que era un amante de los cócteles.

Aquel verano no fue particularmente caluroso, pero aun así pasamos varios fines de semana en casa de Martine y Jean, en Cap-Saint-Ignace, para refrescarnos en nuestra piscina campestre. Eduardo necesitaba también estar con Luna, su queridísima perra, sentirla muy cerca de él, mirarla y acariciarla, arrimarse a ella con sus abrazos entrecortados pero llenos de ternura. Luna, sin saber nada del proyecto de Eduardo, parecía comprender lo que pasaba y se entregaba a sus caricias insistentes con magnífica docilidad.

Cuando pasábamos el fin de semana en Quebec, hacía algo especial para la cena del sábado; le daba la tarde libre a nuestra cocinera (yo) y, deleitándome con antelación por Eduardo, iba a buscar unos platos de pollo St-Hubert. Siempre pedía lo mismo: el muslo asado con especias picantes típicas de Portugal y la salsa *piri-piri*, precedido de los bastoncillos de queso acompañados por una salsa Marinara para mojar. Eso le encantaba y yo me alegraba siempre de ver cómo se chupaba los dedos.

Eduardo siguió entrenándose en el PEPS con la misma asiduidad. No faltó ni un solo día a la cadencia que se había establecido naturalmente a lo largo de los años. Una semana iba los martes, jueves y sábados; y a la semana siguiente se saltaba el sábado, porque íbamos a Cap-Saint-Ignace. Y así sucesivamente hasta el último día. Muy a menudo, durante alguna de sus sesiones de musculación o en el trayecto en coche, me confiaba sus reflexiones. Un día, al final de un ejercicio, me dijo: «Por la decisión que he tomado, se puede deducir que tengo toda mi cabeza». Efectivamente. Un poco más tarde, en otro aparato, añadió, como si de una sentencia se tratase: «¡Me han robado mi muerte!». No podía por menos que asentir. Y poco tiempo antes de nuestro viaje a Suiza, esta vez en medio de sus esfuerzos para levantar el peso, declaró con acierto: «Si la vida es sagrada, que dejen de interferir en ella. La muerte también forma parte de la vida».

El 8 de julio de 2019 dimos nuestro último paseo por el bosque. La perspectiva de una caminata con Eduardo en silla motorizada siempre me supuso un gran estrés. Aquella vez no fue una excepción. Instalé a Eduardo en su vehículo, me armé de valor y salimos. Sabía que para Eduardo esta excursión (como todas las que habíamos hecho en el pasado) era la ocasión de conducir su bólido apropiándose del espacio a su manera muy particular, es decir, algo desordenada. ¡Por una vez les tocaba a los demás adaptarse y no a él! Yo lo entendía. Si bien estuve sumamente atenta, cumplí con la promesa que me había hecho a mí misma de no recordarle las instrucciones de seguridad. Que experimentase un poco de libertad me parecía mucho más importante que garantizar un recorrido en debida forma.

Desde hacía varios meses Eduardo había dejado de colorear mandalas en papel, de modo que ya no se alejaba del ordenador. Salvo cuando yo lo necesitaba. Entonces me sentaba en su lugar delante de la pantalla y, mientras me encargaba de gestionar distintos asuntos, él utilizaba su iPad para hacer rompecabezas y coloreados virtuales. En el ordenador seguía jugando a juegos y viendo dibujos animados, preferentemente en español, pero sobre todo se dejaba habitar por la música. Melodías variadas llenas de emociones invadieron incansablemente nuestro piso día tras día, llevándolo a otro universo y permitiéndole escapar un poco de la insoportable pesadez de su existencia. Así que cuando reparamos en el póster que anunciaba la película *Menteur* —*Mentiroso* en español— con Louis-José Houde, decidimos ir a verla para distraernos un poco. Eduardo pensaba que iba a reírse mucho, pero eso no ocurrió. Decepcionado, le dio a esta producción una nota de solo 5 sobre 10. Me entristeció el hecho de que esa salida al cine no le había dado a Eduardo lo que tanto me hubiese gustado presenciar. Pero, gracias a *Menteur*, nos percatamos de otra película interesante que estaban exhibiendo: *Hobbs y Shaw*, presentada por Rápidos y Furiosos, protagonizada por Dwayne Johnson, Jason Statham e Idris Elba, tres actores que él conocía muy bien. El 19 de agosto de 2019 volvimos al Cineplex Odeon de Sainte-Foy para lo que iba a ser una función memorable. La película es una composición original y espectacular llena de acción, una mezcla explosiva de peleas sin fin, persecuciones excitantes y confrontaciones verbales sazonadas con un humor cáustico, tan apasionante que Eduardo casi se salió de su asiento más de una vez. Estaba muy satisfecho, y yo me alegraba de verlo pasárselo bien, sobre todo cuando me dio su veredicto: 10 sobre 10. Un gran éxito cuyo DVD me habría pedido que comprase.

Saqué buen provecho de la pequeña cámara que me regaló Martine hace unos años para mi cumpleaños. Me parecía conveniente conservar algunos documentos audiovisuales de nuestros diálogos, y le propuse a Eduardo grabarlo mientras contestaba a mis preguntas sobre su vida y su proyecto. Estaba de acuerdo. Hicimos muchos vídeos, la mayor parte de las veces improvisando y de vez en cuando de manera más estructurada. Aunque estas grabaciones son creaciones de una aficionada torpe —y por tanto de mala calidad—, los instantes almacenados en ellas son y serán siempre de gran valor para mí. En poco tiempo le cogí gusto a la cámara y decidí captar a Eduardo en diferentes momentos de su vida cotidiana. Así pues, conservo de él unos preciosos recuerdos en movimiento. Ahora puedo volver a verlo comiendo, esforzándose por avanzar en la piscina, jugando con Luna o acariciándola por la noche antes de acostarse, trasladándose conmigo de su cama a su silla de ruedas o al revés. Además, cristalicé también sin buscarlo fragmentos de su humor, un humor agudo y contagioso que todavía hoy me hace reír.

Me acuerdo de una tarde, a finales del mes de febrero. Estaba abriendo el correo del día mientras Eduardo comía. Había recibido un sobre de tamaño inhabitual cuyo remitente no reconocía. Estaba intrigada. Al enterarme de lo que se trataba, hice un comentario en voz alta: «¡Ah! ¡Son los justificantes para tu declaración de la renta!». Instantáneamente Eduardo me replicó: «¿He subido yo de precio?». Nos reímos.

Durante las dos semanas que precedieron a nuestro viaje, recapitulé con Eduardo todas las etapas que habíamos atravesado para su proyecto y repasé los aspectos importantes de lo que le esperaba en Basilea. A menudo, aunque amablemente, se mostraba exasperado con todas mis preguntas. Sin embargo, entendía que debía prepararse muy seriamente para afrontar las últimas verificaciones que tendrían lugar antes de su MVA. Al final de nuestros ensayos, le pregunté:

—¿Te pone triste marcharte?

—¿Por qué estaría triste? —me responde como si mi pregunta sobrase.

—Ah… Entiendo. Cuando ponga a la gente al corriente de tu partida, me van preguntar «¿Por qué ha hecho eso?», y yo, ¿qué les voy a contestar?

De repente, Eduardo se puso tenso y afirmó con énfasis algo que no entendí a la primera. Tuvo el gesto de repetirlo:

—Me da igual lo que puedan pensar. Es mi vida, solo me concierne a mí. ¡Y que me dejen en paz!

Llevaba razón. No tenía que justificarse ante los demás.

Unos días antes de nuestro despegue, le hablé de una situación hipotética. «Imagina que Dios se me aparezca y que yo pueda…», comencé a decirle sin poder terminar mi pregunta, puesto que enseguida me interrumpió:

—¡Dios te dice que puede concederte dos deseos! —me espeta enérgicamente.

—¿Ah, sí? ¿Qué deseos?

—Devolverme mis piernas.

—Sí, por supuesto, Eduardo. ¿Y cuál es el otro deseo?

—Que me devuelva toda mi inteligencia.

—Querido Eduardo, si solo fuese posible yo daría mi vida entera, desaparecería completamente para que tú recuperases tu vida.

Eduardo era muy consciente de sus limitaciones. Sufría enormemente en todas las dimensiones de su ser. ¿No es horrible estar encarcelado en tu propio cuerpo? ¿No es horrible no poder vivir, solo sobrevivir? ¿No es horrible quedar a merced de los demás?

Sí, su alma había sido mutilada horriblemente. Forzado a vivir una existencia vacía y sin sentido, cada instante era para él un sufrimiento insoportable.

Afortunadamente, habíamos trabajado muy duro durante años y, a pesar de su discapacidad, Eduardo se había convertido en un adulto capaz de ejercer su derecho a la autodeterminación, de imponerse, de tomar una decisión para su vida y de organizarse para que llegase a ser realidad. Eligió él mismo el camino de su liberación. Una grandísima victoria… ¡Un verdadero milagro!

# Un amor trascendente

¿Hay alguien en la Tierra que pueda vivir sin amor? ¿Hay alguien que pueda prescindir de toda relación y ser feliz? ¿Sin amor merece la pena vivir la vida?

Eduardo amaba a Paz con todo su corazón y con toda su alma.

Pero su cuerpo mutilado transformado en prisión no le permitió conquistarla en este mundo, tenerla a su lado para protegerla de cualquier peligro y quererla para siempre.

Guardó su amor puro y ardiente en el fondo de sí mismo. Encadenado a una monstruosa soledad, maltratado en la esencia misma de su ser, no supo lo que es amar y ser amado en la Tierra.

No pudo dejar que palpitara libremente la llama que lo quemaba por dentro, esta chispa vibrante que llenaba su corazón, pero logró tocar a su amada en otra dimensión.

Lo oí cantarle su amor y, al escucharlo, percibí la intensidad de sus sentimientos, la fuerza de su pasión, el eco embriagador de los latidos de todo su ser volcado hacia ella.

«¿Dónde estás? Mi vida, ¿dónde estás? ¡Pues necesito tu amor para vivir!»

«Como un rayo de luz entrando en la oscuridad, en mi vida entraste tú… Te llevo tan dentro que siento fuego en mi interior, quemando, ardiendo, va devorando el corazón…»

«Hoy te busqué y te hallé en mis sueños… soy un ladrón, pues robarte pretendo, mi bella flor… puede ser que ese beso sea para mí la razón de mi vida…»

«Tan solo dime que seré tu mejor regalo… y sin duda te daré toda mi vida…»

«Pensando en ti, paso el día pensando en ti… Enséñame a escuchar tus labios, a leer el sol; llévame a donde los sueños fabrican tu voz. Pensando en ti, acuno mi alma pensando en ti…»

«Duele tanto vivir, duele siempre sin ti; necesito tu olor, necesito tu calor… Te quiero siempre, amor.»

«Sin ti lo mejor será no vivir… sin ti ¿para qué existir?»

«Te vas, te vas dejándome sin nada que decir, sin nada que ofrecer. Y déjame que te llore en un rincón; sé que así será mejor. Olvidé lo que eras para mí; ahora solo siento un dolor sin fin…»

«Quiero dormir en tus ojos y al despertarme beber de tu boca; todavía de ti tengo sed… Yo seré tu aire; tú serás la piel que cubra mi soledad… ¡Quiero estar junto a ti!»

«Siempre estarás en mí, aunque ya nunca más te vuelva a ver; mi corazón llora por ti… en el cielo

hay una estrella que se parece a ti, brilla como tú…
¡Siempre estarás en mí!»

«Te miro y es posible lo imposible; te miro y veo magia…»

«Mis lágrimas son hoy estos versos que tu ausencia nunca podrá borrar… Te dejaste olvidados en cada rincón de mi alma trocitos de tu corazón… Adiós, mi vida, me voy, te dejo marchar, jamás te olvidaré…»

Decía que lo mejor que le había pasado durante su estancia en la Tierra era Paz.

Y en su corazón, más allá del mundo que los separaba, creo yo, ella aceptó su amor sencillamente, con sinceridad y en complicidad con él, en esa otra dimensión.

Eduardo amaba a Paz con todo su corazón y con toda su alma.

Su amor no tenía límites. Puedo sentirlo aún vibrando…

# Los últimos días

Antes de irnos a Suiza Eduardo y yo habíamos acordado que, en cuanto llegásemos, íbamos a modificar nuestro ritmo de vida con el fin de encaminarnos con suavidad hacia el día de su MVA. Acostumbrados a acostarnos muy tarde y a levantarnos cuando todo el mundo está ya en plena actividad, teníamos que ajustarnos de nuevo a un horario que cuadrase con el de los demás a nuestro alrededor. Afortunadamente, el cansancio del viaje iba a facilitarnos el cambio que se imponía.

El día de nuestra partida, parecía que alguien intentaba ponernos palos en las ruedas. Había encargado un taxi adaptado para ir al aeropuerto Pierre-Elliott-Trudeau. Todo comenzó cuando el taxista optó por la autopista 20, en la que nos topamos con varios obstáculos, uno de ellos de suficiente envergadura para causarme cierta inquietud. Después nos encontramos atrapados en un tráfico increíblemente denso y lento en las afueras de Montreal, donde había muchas obras en marcha, lo cual nos retrasó enormemente y me puso todavía más nerviosa. Para colmo, ¡el taxista ni siquiera conocía el camino hasta el aeropuerto! ¡Se equivocó de ruta! Tuvimos que dar una vuelta y pararnos en una gasolinera para que le diesen indicaciones. ¡Creí que nunca llegaríamos al aeropuerto! Al fin logramos estar allí a tiempo para realizar la facturación sin problema, pero… mientras estábamos esperando tranquilamente cerca de la puerta de embarque, una voz desagradable que salía de la megafonía nos informó de que el vuelo llevaba retraso. ¡Esperamos dos horas más antes de subir al avión!

Una vez instalados en nuestros asientos, me dije a mí misma que ya nada podía impedir que despegásemos. No me equivoqué. Eduardo estaba sentado cómodamente, con el cinturón de seguridad abrochado, y yo podía, por fin, relajarme. Encantados de emprender el vuelo hacia este destino sin retorno para él, empezamos a saborear con avidez las comodidades de la clase Club: una pequeña copa de vino espumoso, zumo de naranja, unos canapés… ¡Ya estábamos volando!

Tras degustar su lasaña al *confit* de pato y su postre (un pastel de tres pisos con relleno de frambuesas, si recuerdo bien), Eduardo estaba listo para ver la película que había seleccionado: *Aquaman*. Ya la conocía, pero tuvo realmente «du fun», como se dice en quebequense —es decir, que se divirtió—, al volver a vivir los momentos de acción, de aventura fantasiosa, de humor y de amor que le ofrecía esta última película. Cuando el avión aterrizó en al aeropuerto internacional Basilea-Mulhouse-Friburgo (EuroAirport), todavía lleno de energía, cantó victoria: «¿Has visto eso? ¡No he dormido en toda la noche!». Estaba contento y orgulloso.

Llegamos al hotel Spalentor más tarde de lo previsto, al final de la mañana, el 31 de agosto de 2019. Una mujer joven muy afable nos llevó a nuestra habitación. ¡Horror! El cuarto de baño era tan angosto que no podíamos entrar en él sin rozar las paredes. Con gran amabilidad, la empleada del hotel volvió al ordenador de la recepción para comprobar las habitaciones que quedaban libres. Al visitar las pocas habitaciones disponibles y constatar que en ningún cuarto de baño era posible maniobrar con Eduardo, sentí, desamparada, que la angustia volvía a adueñarse de mí. ¡Mierda! ¿No iba Eduardo a poder tomar un baño durante sus últimos días en este mundo? Gracias a Dios, al inspeccionar la tercera habitación, reconocí el cuarto de baño cuyo plano había recibido por correo electrónico meses atrás. «Este es, sí, sí, este es el cuarto de baño que he visto, ¡es nuestra habitación!», exclamé sonriendo, aliviada, muy agradecida por todo lo que había hecho la chica para complacernos.

Rápidamente tomamos posesión de nuestro nido provisional y salimos al encuentro de Basilea, esa encantadora ciudad suiza donde Eduardo iba a poder apagarse en paz.

Provistos de un pequeño mapa de la ciudad y del pase para el transporte público que nos habían entregado en el hotel, fuimos a la parada para coger el tranvía en dirección al casco antiguo, justo al lado de Spalentor, una puerta monumental de la época medieval, vestigio de las antiguas murallas de Basilea. Hice tal y como me había explicado la muchacha de la recepción: al ver que el tranvía se acercaba, empecé a gesticular para llamar la atención del conductor respecto a Eduardo, un nuevo usuario en silla de ruedas. El conductor detuvo el tranvía, se bajó e instaló la rampa de acceso. Mientras yo nos introducía cuidadosamente en el coche que nos correspondía, le indiqué la estación en la que queríamos bajar: «Barfüsserplatz», en español «la Plaza de los Cordeleros», un lugar céntrico donde se cruzan varias líneas de tranvías y autobuses. Eduardo se rió de mí al escuchar mi voz pronunciando torpemente esa palabra alemana. Me reí con él.

Hacía buen tiempo. Hacía calor. El sol brillaba en el cielo. Las calles hormigueaban de personas ocupadas con sus cosas, algunas de trabajo y otras de ocio. La ciudad nos acogía, nos sonreía, nos daba la bienvenida. Con el corazón alegre emprendimos el camino que nos llevaría al puente Mittlere Brücke, que pensábamos cruzar para luego pasear por la orilla del Rin. De repente, noté que Eduardo ya no se mantenía derecho en su silla; ¡se estaba durmiendo! No me sorprendía nada con el viaje tan largo que acabábamos de hacer. Por lo tanto, nuestro paseo quedaba suspendido y había que volver al hotel para descansar. Pero no íbamos a dormir con el estómago vacío. En un abrir y cerrar de ojos, cogimos sitio en una mesa al aire libre en la terraza de un restaurante, improvisada sobre el empedrado de la calle, y compartimos con alegría un plato de *Fish and chips*, acompañado de un refresco de naranja para Eduardo y de una rica cerveza para mí. ¡Estaba suculento!

De vuelta al hotel establecimos nuestra técnica para el baño en ese novedoso entorno que era ahora temporalmente el nuestro. Di gracias al Cielo por tener todavía la fuerza y la agilidad para unir mi cuerpo al de mi hijo y ayudarle a deslizarse en una bañera ajena… ¡y a salir de ella! Me sentía muy feliz de ver que Eduardo podía remojarse a gusto en el agua caliente calmante, relajante, apaciguadora.

Aquella noche, como niños saciados y reconfortados, nos sumergimos en un sueño profundo y regenerador.


Frescos y dispuestos estábamos a la mañana del día siguiente cuando nos marchamos del hotel para emprender —esta vez, de verdad— la última de nuestras peregrinaciones terrestres. Igual que la víspera, nos bajamos en Barfüsserplatz. A partir de allí, deambulamos lentamente por las calles ya animadas, siguiendo el camino más sencillo hacia el Rin. Teniendo en cuenta el sentido de la orientación que tengo (es decir, nulo), no quería correr ningún riesgo. Qué sensación de libertad se apoderó de mí mientras cruzábamos el famoso puente Mittlere Brücke. A ambos lados la vista era hermosa, una suave brisa soleada nos hacía cosquillas en la cara, y yo avanzaba empujando a Eduardo en su silla, con una sonrisa en los labios, gallarda, plenamente consciente del lugar donde nos encontrábamos. Cada hora, cada minuto, cada segundo nos acercaba a la liberación de Eduardo. Yo vibraba.

Todos los días fuimos a caminar tranquilamente por el maravilloso paseo que bordea el Rin, que recorrimos en uno y otro sentido, descubriendo cada vez un paisaje diferente. Aquel domingo, nuestro primer día de exploración turística, encontramos a una anciana que paseaba con su perro. Se había sentado en un banco, sola, y vigilaba la pequeña bola rizada que husmeaba por aquí y por allí. Al vernos sonrió vivamente y nos dirigió unas palabras amables pero incomprensibles. Contestamos a esta bonita invitación deteniéndonos para hacerle compañía durante unos minutos y, a pesar de la barrera idiomática, charlamos con ella un buen rato. Le explicamos que veníamos de Canadá pero que también éramos españoles, que estábamos de visita por unos cuantos días, y luego le hablamos de nuestra querida Luna. Parecía entender. Eduardo se alegró de tener en su regazo al simpático animalito y de darle las chucherías que la dama depositaba delicadamente en su mano. El perro se retorcía de placer bajo la mirada tierna de su ama, a quien se veía claramente emocionada por ese momento de acercamiento que vivíamos juntos. Por supuesto, un poco más lejos, no pude evitar sacar una toallita y borrar las caricias que el perro había dejado en las manos de Eduardo. Mientras seguíamos caminando, el recuerdo de nuestras andanzas a lo largo del Guadalquivir, en Córdoba, regresó a nuestra mente… pero qué diferencia: aquí, en Basilea, ¡había agua en el río!

En las calles abundaban los restaurantes, las tabernas y las cafeterías de todas clases, y cualquier turista tenía de sobra donde elegir. Pero nosotros, no. Había que encontrar un lugar donde una persona en silla de ruedas pudiese acceder al servicio. Así pues, nuestra experiencia gastronómica fue restringida. Sin embargo, nos apañamos muy bien y descubrimos el sitio idóneo para saborear nuestros almuerzos: el restaurante del hotel Merian, que se halla en uno de los extremos del puente Mittlere Brücke. Su menú del día, compuesto por un entrante y un plato principal (sin postre) era muy asequible —teniendo en cuenta los precios exorbitantes que cuesta en Suiza cualquier cosa— y su terraza dominando el Rin nos ofrecía un escenario encantador. Estábamos bien atendidos desde todos los puntos de vista.

Nuestro primer día entero en Basilea terminó en uno de los pocos restaurantes en las cercanías del hotel que estaban abiertos en domingo. Allí compartimos un estofado de ternera con una guarnición de *rösti*, un pastel de patatas típicamente suizo. Eduardo quería remojar su comida con un calimocho, un brebaje que los Suizos no conocen. Así que pedí una copa de vino tinto, una Coca-Cola y un vaso con cubitos de hielo para prepararle esta bebida con sabor a España. Una cena deliciosa.

Al volver noté que Eduardo estaba con moqueo y congestión nasal. Negando firmemente que estuviese resfriado, me dijo que no me preocupase. Parecía seguro de sí; pero, conociéndolo a la perfección, yo confiaba más en mi capacidad de observación. Aquella noche me dormí sin lograr espantar el temor de que cayese enfermo justo antes de su MVA.


Sonó la alarma del móvil. Con la extraña sensación de haber dormido poco, salí de la cama, confusa. Todavía estaba oscuro afuera. Pensé que a las seis de la madrugada con un cielo cubierto, era normal. Me duché, desperté a Eduardo —que se mostró colaborador, como de costumbre—, y después nos vestimos y nos fuimos a la cafetería, situada en la quinta planta. Pero para nuestra gran sorpresa, la puerta estaba cerrada con cerrojo. Extraño. Consulté mi reloj con detenimiento: ¡marcaba la 1:07! ¡Si yo pensaba que eran más o menos las siete de la mañana! De repente, comprendí. Como al llegar no había conseguido ajustar mi móvil a la hora local, lo había dejado a la hora de Quebec y había programado la alarma en función de eso, es decir, a las doce de la noche para levantarme a las 6:00, hora de Basilea. Lo que pasó es que entretanto el teléfono se ajustó de forma automática a la hora local ¡sin que yo me diese cuenta! Y la alarma sonó a las doce de la noche, hora de Basilea. No nos quedaba más remedio que volver a acostarnos. Eduardo podría haberse enfadado conmigo por haberlo sacado de la cama tan tontamente en plena noche, pero tuve suerte: no refunfuñó en absoluto, conformándose con reírse amablemente de mí y de mi desafortunada equivocación.

Cuando nos despertamos, ya no tenía duda: Eduardo estaba resfriado. Normalmente, no habría hecho nada, ya que él prefería ignorar el catarro y curarse sin intervención especial por mi parte. Pero esta vez, ante el programa imponente de los próximos días, pensé que lo mejor era convencerlo de que se dejara cuidar. Antes de emprender nuestras caminatas del día, compré en una farmacia un frasco de agua de mar que iba a utilizar para irrigar sus vías respiratorias altas varias veces al día, lo que tal vez me diese la oportunidad de derrotar al horrible virus.

No podíamos dejar de visitar el Jardín Botánico, ubicado justo enfrente del hotel donde nos alojábamos. Lo recorrimos con interés; me tomé mi tiempo para leerle a Eduardo muchas de las tarjetas que acompañaban los diferentes especímenes —algunos muy exóticos— que poblaban el jardín. Hicimos una agradable pausa, Eduardo siempre en su silla de ruedas y yo en un banco, para dejar simplemente que el sol nos penetrase con sus rayos reconfortantes, para saborear la tranquilidad y los perfumes que emanaban de las plantas y árboles que nos rodeaban. Lo que nos cautivó particularmente, debo decir, fue el encuentro con dos intrigantes personajes del reino animal: una pequeña lagartija muy elegante que se ocultaba hábilmente en su entorno rocoso y una rana minúscula vestida de colores resplandecientes que, al percatarse de nuestra presencia, dio rápidamente unos cuantos saltos y desapareció en su estanque decorado con hermosos nenúfares. Así pues, nuestra visita se terminó con un toque vibrante.

Volvimos a pasear a orillas del Rin y, aquel día, reparamos en algo bastante insólito: había cabezas humanas enganchadas a unas bolas flotantes de color naranja que se dejaban llevar por la corriente. «¡Mira esto, Eduardo, la gente se baña en el Rin!». Enseguida pensé en mi hermana Martine, que hace exactamente lo mismo, pero en el río Bras Saint-Nicolas, en Cap-Saint-Ignace. Salvo que ella no tiene a su disposición ningún *wicklefish*. Es una bolsa hermética y resistente, en forma de pez, diseñada especialmente para el baño, un buen ejemplo del ingenioso «saber hacer» suizo. Los habitantes de Basilea la utilizan para guardar y proteger del agua su ropa, toallas y pertenencias personales mientras disfrutan, despreocupados, en las aguas refrescantes de su magnífico río. Las bolas de color naranja eran *wicklefish*. Si hubiese sido posible, habría comprado dos y me habría lanzado con Eduardo a la aventura… El inconveniente, claro, era que ¡la silla de ruedas no cabía en un *wicklefish*!

Aquel día habíamos quedado con Gisela a las seis de la tarde. Puntuales, habíamos vuelto al hotel mucho antes y estábamos esperando con paciencia, Eduardo concentrado en su iPad y yo sentada en un sillón, cuando sonó el teléfono: Gisela me anunciaba que estaba a punto de llegar y que el Dr. Josef Hausmann, su amigo psiquiatra —a quien le había pedido que la acompañase durante el encuentro—, estaba ya instalado en el jardín del hotel. En el acto nos reunimos con él para conocerlo. Era un hombre de la tercera edad, sereno, relajado y jovial, alguien sencillo que inspiraba confianza; no hablaba muy bien francés, pero lo entendía. Apenas habíamos intercambiado algunas palabras cuando Gisela se reunió con nosotros; y, sin más demora, nos refugiamos en nuestra habitación, a salvo de oídos y miradas indiscretas.

Sobra decir hasta qué punto nos alegrábamos de volver a verla. Venía con el mismo dinamismo que había percibido en ella en el mes de mayo, vibrante, ligero, resuelto, pero mostraba una erupción cutánea que le cubría parcialmente la cara, el cuello y los brazos. La culpa era del duro pleito al que acababa de ser sometida. En su lucha contra el suicidio asistido, el fiscal del cantón la había acusado en 2016 de homicidio y de incumplimiento de la ley sobre los productos terapéuticos. Aunque fue finalmente absuelta de la acusación de homicidio en julio de 2019, tenía que interponer un recurso frente al otro cargo. Tres años de procedimientos judiciales, y ¡todavía no había acabado! Lo sentía profundamente, me entristecía mucho el hecho de que la estuviesen atacando de esa manera. A pesar de la amenaza que pesaba sobre ella, Gisela había aceptado ayudar a Eduardo. Aquel era un gesto de tanta generosidad… Eduardo le dijo: «Tienes un gran corazón y necesitas un buen abogado para protegerte».

En un rincón de la habitación, formamos un *tête-à-tête* entre los cuatro, Eduardo en su silla de ruedas, Gisela en el borde de una de las camas, su amigo psiquiatra en el sillón y yo en la silla de despacho. Gisela tenía que cerciorarse de que Eduardo no había cambiado de idea, de que estaba seguro de su decisión y de que actuaba con toda libertad. También quería que su amigo psiquiatra constatase la competencia de Eduardo. Entonces, otra vez, más preguntas… Respondió Eduardo sin hesitación, con su vivacidad habitual, con serenidad. El Dr. Hausmann se mostró impresionado por cómo se desenvolvía. Pese a los límites que le imponía su discapacidad, Eduardo lograba transmitir su mensaje; la expresión de deslumbrante firmeza que se podía leer en su rostro y los gestos poco fluidos pero llenos de sentido que añadía a sus palabras penosamente articuladas no dejaban lugar para la duda en la mente de sus interlocutores.

Durante el encuentro, vibró el teléfono de Gisela. Miró el mensaje con gesto preocupado. Su amigo le preguntó si había algún problema, y, asintiendo con la cabeza, replicó que debía devolverle la llamada a Lukas cuanto antes. Interesado, Eduardo le hizo una pregunta: «¿De qué color es tu problema?». Al instante ella contestó: «De color negro».

Yo me quedé maravillada, una vez más, ante el genio de Eduardo.

Aquella tarde nos quedamos en el hotel para cenar. Me encontraba cansada, afectada, después de la visita de Gisela y del Dr. Hausmann; y Eduardo estaba realmente indispuesto a causa del resfriado. ¡Tenía la nariz como un grifo abierto! Por lo tanto, nos conformamos sin quejarnos con lo que ofrecía el snack-bar del hotel: un *panini* de jamón y queso para Eduardo y una baguette de tomate y queso para mí. Eso nos bastaba.

«Me duele la garganta». Estas palabras de Eduardo, pronunciadas justo antes de acostarnos, me inquietaron. ¿Iba a enfermar de verdad precisamente en este momento de su vida? No tenía fiebre de momento, pero… ¿Y si se complicaba? ¿Cómo es que no había pensado en comprar un analgésico? Menos mal que el dolor no era intenso, porque no teníamos ni pizca de ganas de salir en busca de una farmacia de guardia. Además, era tarde. Así que pulvericé agua de mar en la nariz de Eduardo, le hice un masaje intentando, con mis manos liberadoras de energía, aliviarlo lo mejor que podía y recé para que la noche transcurriese lo más apaciblemente posible.

Mi oración fue escuchada. Gracias a Dios. Pero Eduardo no se curó milagrosamente mientras dormía, por supuesto. Inmediatamente después del desayuno, fuimos a la farmacia más cercana para comprar ibuprofeno. Disponíamos del tiempo justo para que el medicamento hiciese efecto y que Eduardo se sintiese mejor antes de que llegase el

Dr. Günther, el psiquiatra que venía para conocerlo con el fin de confirmar su capacidad de discernimiento. Se trataba de la última evaluación antes de su MVA.

¡Y qué evaluación! No era una simple formalidad para completar el expediente de Eduardo, en absoluto; era una entrevista seria y rigurosamente estructurada que no se parecía en nada al encuentro relajado que yo había imaginado. Cuando vi al Dr. Günther desplegar un enorme mapa geográfico del mundo, me di cuenta del alcance de la confrontación que iba a tener lugar entre el psiquiatra y mi hijo. Mis nervios estaban sometidos a una gran presión, pero no así los de Eduardo. Manteniendo una calma tan impecable como desconcertante, demostró a su examinador que sabía perfectamente donde se encontraba y hacia donde se iba. El Dr. Günther lo puso a prueba en todos los sentidos. Tras comprobar sus funciones cognitivas de atención, orientación y memoria, exploró de forma sistemática su capacidad para comprender, analizar, razonar y juzgar. También evaluó el estado de ánimo de Eduardo mediante un cuestionario detallado para asegurarse de que no estaba deprimido. Empecé a relajarme solo cuando la entrevista se transformó en una conversación más natural. En ese momento Eduardo le dijo al Dr. Günther que su vida era como un calvario. Y le preguntó: «¿Sabes lo que es un calvario?», a lo que el Dr. Günther respondió: «Por supuesto, es la montaña en la que Jesús llevó su cruz». Satisfecho con su respuesta, Eduardo no insistió; sabía que había comprendido lo que quería decir. El ambiente se había vuelto agradablemente más leve, Eduardo se desenvolvía con brío y yo me sentía serena. El Dr. Günther prosiguió su exploración haciéndole preguntas acerca de su decisión. Después se volvió hacia mí y subrayó el hecho de que iba a cambiar mi vida de la noche a la mañana. Era feliz, le contesté, con los ojos bañados en lágrimas, de que él mismo hubiese podido elegir el desenlace de su trágica historia. Eduardo añadió simplemente: «Ella va a aprender a vivir sin mí». El Dr. Günther, que ya había guardado todo su material, se tomó la molestia de volver a sacar cuaderno y bolígrafo de su maletín para apuntar esta reflexión de Eduardo, una reflexión que a su parecer revelaba mucha madurez. ¡Era la guinda del pastel! Así fue como llegó a su fin este encuentro histórico en la mañana del martes 3 de septiembre de 2019. Entonces se levantó el Dr. Günther y, al irse de nuestra habitación, le dijo a Eduardo: «Has aprobado el examen. ¡Buen viaje!».

Teníamos el día por delante y, esta vez, íbamos a recorrer las calles de Basilea impregnados de una agradable sensación de satisfacción. Nuestros alegres pasos nos llevaron hasta la calle Münsterberg, que conduce a la Catedral de Basilea, cuya original presencia habíamos apreciado durante nuestros paseos a orillas del Rin y que ahora queríamos contemplar más de cerca. Sin embargo, la calle Münsterberg, al estar construida más bien en sentido vertical, representaba para nosotros un obstáculo insuperable. Tan empinada era la pendiente que no me atrevía siquiera a intentar subirla. Sensatamente, íbamos a dar marcha atrás cuando una pareja de turistas, ella española y él argentino, dándose cuenta de nuestra problemática situación, se ofreció a escoltarnos hasta arriba. Qué amable por su parte. Miré al hombre rápidamente: tenía buena estatura y podía sin duda maniobrar con la silla de ruedas. Le dije que si empujaba a Eduardo para subir, debía también empujarlo —o más bien retenerlo— para bajar. Estuvo de acuerdo. Así pues, empezamos a ascender al mismo tiempo que charlábamos en español. Encantados con esta compañía inesperada, dimos la vuelta a la Catedral y pudimos incluso admirar una sección de su interior. Sin embargo, no entramos en la parte principal, ya que en aquel momento se desarrollaba una ceremonia cualquiera (¡probablemente una misa!) que los turistas tenían prohibido perturbar, pero a través de los muros antiguos nos llegó el eco de los cánticos melodiosos que llenaban la iglesia. Figura emblemática de Basilea, la Catedral domina majestuosamente el Rin y, desde la terraza que adorna su fachada trasera, disfrutamos de la vista fantástica que ofrece a cuantos vienen a visitarla.

Una vez abajo, nos despedimos de nuestros acompañantes anónimos dándoles afectuosas muestras de agradecimiento. Después, gozando de nuestra libertad, seguimos vagabundeando desenfadadamente por las calles de Basilea, que ya no nos eran desconocidas. Tras el almuerzo en el restaurante del Merian —del que éramos ahora clientes habituales—, volvimos al hotel, Eduardo para distraerse con los juegos y la música a su disposición en el iPad y yo para descansar un poco. Devoramos a modo de postre algunos sabrosos bombones de chocolate suizo. Ricos. Untuosos. Selectos. Finos. Sublimes. ¿Hay algo mejor para endulzar un momento? Después de haberse tragado una trufa, Eduardo exclamó: «¡Coño! ¡Esto está buenísimo!».

Para acabar el día con otra nota alegre, decidimos acercarnos al centro por la tarde para degustar un cóctel. Elegimos un sitio al aire libre donde pudiésemos saborear nuestra bebida y disfrutar a la vez del buen tiempo. Eduardo me confió que los cócteles que yo le preparaba en casa sabían mejor que el que le acababan de servir. ¡Vaya cumplido! Encantada, le señalé que en los míos había siempre un ingrediente único que les daba un sabor inigualable: ¡el arte lleno de ternura de su madre! Sonrió. En fin, brindamos reviviendo mentalmente el éxito del encuentro con el Dr. Günther.

Aquella tarde cenamos en un buen restaurante en la proximidad de nuestro hotel. Eduardo se deleitó con un plato de pastas caseras, *linguinis* con salsa de salmón, que, ante mi mirada envidiosa, dejó amablemente que probase. En cambio, fiel a sí mismo, hizo una mueca cuando le ofrecí un bocado de mi suculenta ensalada. Solo me estaba metiendo un poco con él, por supuesto. Eduardo no era caprichoso, pero aborrecía las ensaladas de verduras crudas. Y eso no iba a cambiar ahora, cuando no quedaban ni 48 horas antes de su partida.

El día siguiente, miércoles 4 de septiembre de 2019, era el último día que íbamos a pasar juntos. Nos marchamos del hotel poco después del desayuno, como de costumbre, para ir al casco antiguo: bajada del tranvía en Barfüsserplatz —que tras cinco días en Basilea, conseguía pronunciar con cierta soltura— y nueva errancia improvisada en medio de un mundo repleto de actividad, un mundo del que Eduardo estaba a punto de marcharse. Volvimos a pasear plácidamente a orillas del Rin cómo en los días anteriores, conscientes de que era el último día.

Interrumpimos nuestra caminata durante un largo momento. En silencio. Estábamos ante el río cuyas aguas rebosaban de vida, Eduardo siempre clavado en su silla de ruedas y yo sentada en un banco. Pensativos los dos. Él miraba a lo lejos. Yo lo escudriñaba con dulzura. Intenté decirle un último adiós. Busqué las palabras que pudiesen transmitir fielmente lo que sentía… en vano. Ya nos lo habíamos dicho todo.

El camino había sido largo… Penoso. Terriblemente desolador y angustioso. Desesperante. Insoportable. Todo ese tiempo de compenetración con él nos había conducido hasta aquí, en Basilea, al borde del Infinito, ahí donde su ser que ya no podía más iba a volar hacia su destino.

Teníamos que estar de vuelta en el hotel para las tres de la tarde, puesto que Natascha, la ayudante de Gisela, que deseaba conocer a Eduardo antes del gran día, venía a visitarnos. Era una persona afectuosa y sensible, con una sonrisa luminosa y un claro talento para la comunicación. Al entrar en la habitación, sacó de su bolso un ejemplar de nuestro libro. ¡Qué sorpresa más bonita! Ya había leído unas cuantas partes, lo cual le permitía acercarse a Eduardo de una manera especial. Hablamos mucho. De su vida, de su combate. De lo absurdo de la RCP. Y de su MVA, que iba a tener lugar al día siguiente. Nos explicó con todo detalle cómo iban a transcurrir las cosas. Y escuchamos con ella un extracto de la canción con la que Eduardo deseaba irse hacia el más allá: *Abre las puertas del*

*Cielo*, una canción-oración que había encontrado durante sus innumerables viajes en internet y que ponía a menudo en casa, que incluso cantaba con todas sus fuerzas. «¿Estás seguro?», le preguntó a Eduardo. Y él le respondió: «¡Vaya pregunta!».

Gisela nos envió un mensaje de WhatsApp: «He recibido los informes hoy, ¡todo va a ir muy bien mañana!». Resultaba tranquilizador. Podíamos continuar avanzando tranquilamente en este último día.

Por la tarde, a eso de las cinco, nos conectamos por Facetime con mi hermana Martine. Ella le dijo a Eduardo cuánto admiraba su valentía y su determinación, y le agradeció su integridad, el haber vivido en la verdad. Ya no recuerdo las palabras exactas que pronunció, pero me parece oírla diciéndole que para ella había sido un privilegio haberlo conocido y haber sido testigo de su lucha tenaz para volver a encontrar el camino de su vida. Con la voz llena de emoción, le dijo que era su héroe. Ambos se miraron intensamente, conmovidos en lo más profundo de su alma. Yo estaba allí, al lado de Eduardo, procurando sujetar el iPad a la altura adecuada, y sentía escalofríos que me recorrían el cuerpo. No se derramó ninguna lágrima, pero a nuestro alrededor el mundo vibró.

Íbamos a prepararnos para la velada cuando bruscamente Eduardo se dio la vuelta hacia mí y me dijo:

—Quiero hacer Facetime con Paz.

—Pero es imposible, Eduardo.

—Quiero ver a Paz —me contesta, decidido, firme como una roca, con el rostro súbitamente transformado por los sentimientos que en aquel momento lo dominaban.

Se puso a llorar, deshaciéndose en llanto, con oleadas de sobresaltos incontrolables recorriendo su cuerpo. Lo contemplé, desamparada, desgarrada por el dolor de la ausencia que lo desfiguraba, e intenté hablar con él para que entrase en razón:

—Eduardo, sabes muy bien que no podemos llamarla. Ya hemos hablado de ello, sería demasiado arriesgado, lo sabes tanto como yo. Además, ella se preocuparía al verte en este estado. ¡Venga! Preparémonos para ir a cenar, ¿de acuerdo?

Él seguía temblando con todo su ser, devastado por un llanto torrencial. Yo tenía ganas de llorar con él.

—Eduardo, no puedes hacerme esto ahora. Entiendo que tengas ganas de verla y de hablar con ella, pero es imposible. Debes reponerte, si no, voy a flaquear yo también.

De nada servía. Eduardo lloraba y lloraba. ¿Qué podía hacer? Por un instante sentí que iba a sucumbir a esta prueba imprevista, pero logré, no sé cómo, recomponerme y le dije:

—Oye, sé que es difícil, pero debes ser fuerte, Eduardo, te lo ruego. Acuérdate del pequeño vídeo que le hemos preparado en el que te despides de ella… ¿Sabes qué? Vamos a mandarle un mensaje por WhatsApp, ¿quieres?

Entonces, viendo que había una posibilidad de contactar con ella, se calmó y asintió. Cogí mi móvil y escribí por él:

«Hola, querida Paz, espero que estás bien. Estoy pensando en ti mucho y te mando un abrazo muy fuerte.»

Quiso añadir unos cuantos emoticonos, uno de alegría, dos de amor y un último de melancolía.

Una vez enviado el mensaje, sobrevino cierta tranquilidad que nos permitió cambiarnos de ropa y llegar hasta el restaurante, pero percibía claramente el fuego que quemaba Eduardo por dentro y temía una nueva erupción en cualquier momento.

Fuimos a Latini, un restaurante italiano en el que nos habíamos fijado durante el día, situado a muy poca distancia de Barfüsserplatz. Tras comprobar el acceso a los servicios para las personas en silla de ruedas y echarle un vistazo a la carta, con lo que se nos había hecho la boca agua, habíamos decidido que iba a ser en ese lugar donde saborearíamos nuestra última cena. Al llegar elegimos una mesa muy cerca de una ventana, apartada del alboroto principal, donde pudiésemos gozar de la intimidad que necesitábamos. Había empezado a leerle la descripción de todos los platos de pastas muy apetitosos que había en la carta cuando Eduardo me interrumpió de golpe: «Quiero carne». ¡Evidentemente! En el acto pasé a otra página y llegué a los platos de comida más consistente. Eduardo no vaciló; optó por los escalopes de ternera con una salsa al limón, acompañados de patatas salteadas.

Le había preparado su calimocho y la camarera acababa de poner ante él un plato de lo más delicioso. Solo faltaba el mío para que comenzase nuestro banquete… Y entonces sucedió lo que se veía venir: Eduardo rompió a llorar otra vez. Consulté mi teléfono móvil para comprobar los mensajes. Nada de nada. Después me entregué totalmente a la tarea de consolarlo, pero no fue fácil. Sinceramente me dolía tanto como a él y era consciente, además, de que las palabras no servían para gran cosa. Sin que pueda explicarlo, acabó serenándose y conseguimos, a pesar de todo, recrear un ambiente confortable, suficientemente relajado para poder disfrutar a gusto de nuestra última cena.

De vuelta al hotel: el último baño. Se metió en el agua y se dejó llevar como cualquier otra noche. La calma había vuelto de una vez por todas. Eduardo había recobrado la serenidad que había manifestado a lo largo de su proyecto. Me sentía aliviada. Todo iba bien. Además, estaba completamente recuperado del resfriado. Eso era muy típico de él: ningún virus (o casi) podía resistírsele.

Al final de este día agotador, ya por fin sosegados, nos deslizamos en la última noche…

# *El fin*

Era jueves 5 de septiembre de 2019. Era el último día. En realidad, a Eduardo apenas le quedaban unas cuantas horas de vida. No lo sentía nada nervioso. Lo veía sobre todo serio, imponente, majestuoso en ese día en el que iba a retomar el camino del paraíso. Me sugirió que nos saltásemos el desayuno para no perder tiempo y ser puntuales. Ni hablar. Teníamos tiempo de sobra, le señalé, y por otro lado tenía la imperiosa necesidad de coger fuerzas. Así pues, comimos juntos por última vez, en silencio, saboreando nuestras tostadas con mantequilla y confitura de albaricoque. Una pequeña delicia.

Fue un colaborador de la empresa de pompas fúnebres quien vino a recogernos al hotel. El coche llegó un poco antes de la hora acordada, pero ya estábamos listos, aguardando, justo al lado del pequeño jardín delante del hotel. Eduardo llevaba la ropa que había elegido: sus pantalones vaqueros y la camiseta blanca, regalada por su tía Martine, que lucía una linda foto de Paz y de él juntos. Iba a marcharse de este mundo con ella en el pecho. Recién afeitado, cuidadosamente cepillada la perilla, perfumado con una fragancia de Calvin Klein, limpias y bien cortadas las uñas, el pelo al natural, estaba guapo.

El vehículo del taxi era una especie de todoterreno de color blanco; por ello, el suelo era más elevado que el de un coche estándar. A pesar de ello, conseguí, sin demasiada dificultad, acomodar a Eduardo en el asiento delantero. Desarmé la silla de ruedas, que colocamos en piezas en la parte de atrás, y me senté en el asiento trasero con mi mochila.

Dirección: Lausterberg, a aproximadamente 30 kilómetros al sureste de Basilea.

El cielo estaba cubierto por una capa de nubes grisáceas que nos dejaban empero adivinar la próxima aparición del sol. Tras un recorrido de varios minutos, al ver que nos hundíamos cada vez más en una región desconocida, Eduardo preguntó mirando al conductor: «¿Este sabe a dónde vamos?». Desde luego, le respondí. No solo debía conocer la ruta, sino que además tenía un GPS. Entonces…

Sin embargo, una vez llegados a nuestro destino, teníamos la impresión de estar perdidos. Nos encontrábamos en lo más recóndito de no sé dónde, en lo que parecía una agrupación de viejos comercios ocultos en medio de una zona casi clandestina. El taxista, que solo hablaba alemán y por tanto no podía decirme nada, paró el coche. Me di cuenta de que no sabía por dónde ir, de que no tenía ni idea del camino que debía tomar para conducir a Eduardo al lugar de su partida definitiva.

Nos bajamos del coche, él y yo, y escrutamos los alrededores. Nada. Le hice comprender con señas que llamase a la ayudante de Gisela —que se había comprometido personalmente a atender cualquier problema que pudiese surgir—, pero saltó el contestador automático. Luego le pedí al taxista, esta vez con gestos impacientes, que llamase a Gisela, cuyo dispositivo móvil debía estar en funcionamiento. El taxista marcó el número que acababa de indicarle en mi lista de contactos. Aguardando una respuesta, escuchaba, prestaba atención, esperaba que alguien descolgase al otro lado de la línea, me miraba con el rostro inquisitivo… ¡pero no decía nada! ¡Nadie contestaba a su llamada! ¡Los dos teléfonos tenían activado el buzón de voz!

Aquello me alteró. De verdad. La angustia se apoderó de mí y, durante un instante infinitamente largo, creí que todo estaba perdido.

Eduardo, que estaba todavía en el coche, no percibió, pienso yo, el estado de alerta en el que me hallaba. Me miraba, tranquilo, como si se preguntase lo que estaba ocurriendo, sin más. Mientras el conductor fue a pedir información en uno de los talleres cercanos, yo comprobé en la pared del edificio frente al cual estaba aparcado el coche la dirección del sitio donde nos encontrábamos, así como los distintos rótulos colgados en ella. Estábamos en el lugar correcto, pero parecía que nadie nos esperaba. Extraño. Y perturbador. Más que perturbador, era aterrador.

Estuve a punto de perder los nervios. Me sentí desfallecer. Como si todo fuese a derrumbarse. Miraba Eduardo a través de la ventanilla del coche y ya no sabía qué pensar. ¿Qué íbamos a hacer? ¡¿Estábamos solos en medio de ninguna parte?!

Entonces, de pronto, al darme la vuelta, vi a Gisela y Natascha bajando la escalera que llevaba a las oficinas de Peaceful Bridge. Bastó esta visión para espantar la dolorosa inquietud que me asaltaba. En mi rostro se dibujó una gran sonrisa de alivio, y le hice comprender a Eduardo, mostrándole mi pulgar dirigido hacia arriba, que todo iba bien.

Gisela explicó al taxista cómo llegar a la entrada trasera del inmueble, allí donde había una rampa a través de la cual Eduardo podría acceder al refugio de Peaceful Bridge. El coche apenas cabía en el estrecho camino de tierra que llevaba al otro lado del edificio. Rearmé la silla de ruedas, instalé a Eduardo en ella, pagué el taxi y subimos. Una vez dentro, descubrimos un espacio acogedor, compuesto por amplias estancias despejadas, decoradas con sencillez, donde predominaban tonos cálidos en la gama del naranja. Había venido el amigo psiquiatra de Gisela, el Dr. Hausmann; sería testigo del acontecimiento. Todos observaron, muy emocionados, la camiseta que Eduardo llevaba.

Nos instalamos en la estancia del fondo, en torno a una gran mesa de conferencia, donde celebramos la más importante de las cumbres. Ante todo, había que entregarle a Gisela los originales de los documentos legales y completar el papeleo. Puesto que Eduardo debía firmar cuatro declaraciones oficiales, Gisela se encargó de leérselas lentamente y de explicar algunos pasajes según fuese necesario. Lo filmaron mientras firmaba el último papel con el fin de demostrar que la firma «E D U», laboriosamente trazada con letras separadas, era en efecto la suya.

No faltaba nada en el expediente. Todo estaba en orden. Pasamos a la etapa siguiente: la de instalar a Eduardo en la cama que lo esperaba. Por última vez, le ayudé a salir de su silla de ruedas y a trasladarse. Le quité los zapatos y la órtesis; le puse el calcetín que había traído para su pie izquierdo; y se tumbó lo más cómodamente posible.

Con cuidado, Gisela examinó los brazos de Eduardo, uno tras otro, en busca de un acceso venoso. Consiguió a la primera insertar el catéter en una de las venas de su antebrazo izquierdo. Una vez bien conectada y firmemente sujeta la tubuladura (para impedir cualquier desplazamiento), había llegado el momento de que Eduardo probase a abrir la válvula de la perfusión. La gente de Peaceful Bridge ha fabricado un pequeño dispositivo para las personas tetrapléjicas: para abrir la perfusión, solo hace falta presionar una palanca.

Sin embargo, Gisela no quería utilizarlo con Eduardo. Debido a sus movimientos involuntarios y mal coordinados, alguien podría decir que su gesto no dependía de su voluntad. Por consiguiente, insistía fuertemente en que Eduardo abriese la perfusión él mismo, lo que debía hacer sin ayuda de nadie. Se incorporó en la cama, como le había sugerido Gisela, y empezó a pelear con la perfusión. Al cabo de un momento, ante sus esfuerzos estériles, soltó un «¡Coño!», una palabrota española a la que solo la ayudante de Gisela (que entendía un poco el idioma) reaccionó. Me reí. Y de repente, ¡lo consiguió! ¡Bravo! Gisela le dijo que debía intentarlo otra vez. Obediente, Eduardo se puso a ello de nuevo.

¡Desde luego no se trataba de un asunto sencillo! Pero tenía que conseguirlo. Yo tenía los nervios de punta. Esta vez, al ver que no podía, vociferó sin vergüenza «¡Tabarnak!», una palabrota quebequense a la que nadie reaccionó, por supuesto. Me reí. Y finalmente, tras múltiples intentos, ¡Eduardo logró abrir la perfusión! ¡Maravilloso! Pero ¿lo lograría en el momento de la verdad?

La tensión es fuerte. Estoy tan nerviosa que ni me doy cuenta de ello. Serena y con gesto tranquilizador, Gisela me lleva un poco aparte y me recuerda que Eduardo me necesita. Tiene razón. Gracias a ella consigo calmarme. Eduardo vuelve a echarse en la cama articulada, en posición semitumbada. Cojo el iPad y pongo la canción que escuchamos con él durante algunos minutos. Estamos todos a su alrededor, unidos con recogimiento por la melodía que ha elegido. Cuando me da la señal, pongo la banda sonora en pausa. Está listo. Gisela va a hacerle las cuatro preguntas…

… Desde el sitio donde estoy, detrás de Gisela y su ayudante (que está grabando), soy incapaz de ver sus manos y observar la progresión de sus esfuerzos; pero, de repente, vislumbro su rostro satisfecho que mira hacia arriba, hacia la pequeña bolsa transparente que contiene el medicamento letal que empieza a abrirse camino dentro de él y que va a devolverle su muerte. Y comprendo que ha logrado abrir la perfusión. ¡Liberación! ¡Por fin! Está libre, va a lanzarse a la Eternidad…

La ayudante deja de filmar. Pongo otra vez la música. Gisela agarra el iPad y yo me concentro en Eduardo.

Tomé su rostro entre mis manos y deposité en su frente un beso lleno de mi amor. Nuestras miradas se penetraron, y luego se adormeció y cerró los ojos…

Puse mi mano sobre su pecho y sentí su corazón que dejaba de latir. Se iba…

Volví a coger el iPad, me quedé muy cerca de Eduardo, en comunión con él, lo contemplé marchándose y dejé que la canción llegase a su fin. Gisela puso discretamente una vela cerca de él. Un llanto surgió de mi ser y acompañó la música hasta la última nota, un llanto que narraba mi tristeza, mi alivio, mi asombro, la pérdida de mi hijo, su sufrimiento y su liberación, mi alegría ante el acontecimiento final de un camino increíblemente largo y penoso.

Con mis manos dichosas, con mis ojos inundados de lágrimas, con mi corazón liberado de su opresión, con mi cuerpo temblando de emoción, recorrí la envoltura carnal de Eduardo y tiernamente volví a colocar sus pies y su brazo derecho que se habían inmovilizado en una actitud un poco grotesca. Ahora descansaba en paz.

Cuando me di la vuelta, me acogió el abrazo cariñoso de las personas que nos acompañaban. Al abrazarme, Gisela me dijo: «Eres la mejor madre que jamás he conocido». Le di las gracias desde el fondo de mi corazón, ya que nos había hecho, a Eduardo y a mí, el más hermoso de los regalos.

Luego vinieron agentes de policía y el médico forense. Temía un poco este encuentro inevitable con las autoridades, pero todo salió bien; de hecho, todo transcurrió en el más profundo respeto. Los policías se mostraron muy comprensivos y, mientras el médico forense procedía con sus aprendices a la constatación del fallecimiento, hablaron largo rato con Gisela. Sin entender lo que decían, me daba cuenta de que aprobaban la misión que se ha encomendado a sí misma, su compromiso por el derecho a la autodeterminación y la ayuda al suicidio que proporciona a las personas que la necesitan.

Después llegaron las pompas fúnebres al escenario. Tres hombres muy respetuosos venían a recoger el cuerpo de Eduardo para llevarlo al cementerio. Se comportaron con mucha delicadeza. Tras darme el pésame, me dejaron sola en la estancia donde descansaba el cuerpo de Eduardo. Estos son instantes preciosos que tengo grabados en mí para siempre, pero me resulta difícil describirlos.

En tan solo un momento desfiló toda su vida… ¿Con qué derecho se habían ensañado con su frágil cuerpecito de seis años cuando murió súbitamente el 20 de noviembre de 2002? ¿Cómo se atrevieron a profanar su muerte de esta manera? ¿Qué justificación podía darse al martirio que había vivido?

Tras años de lucha pertinaz, Eduardo había encontrado por fin el reposo. Ahí estaba, yaciendo en la cama. Su calvario había terminado. Estaba asombrada por la grandeza de lo que acababa de suceder. Feliz por él, lo contemplé en silencio. Y dentro de mí resonó: «¡Victoria!».

El personal de las pompas fúnebres llevó a cabo su trabajo a puerta cerrada. Mientras tanto, me quedé en compañía de Gisela y de Natascha, que me explicaron lo que iba a suceder a continuación. Gisela me aconsejó ir al cementerio con el empleado de las pompas fúnebres encargado de llevar allí el cuerpo de Eduardo. No veía bien que me encontrase demasiado rápido sola en la habitación del hotel. Buscando en un mapa virtual la localización del cementerio, pude orientarme adecuadamente. El trayecto que debía recorrer para volver a la ciudad era muy sencillo y andando no tardaría más de una hora o una hora y cuarto, dependiendo de la velocidad de mis pasos. Era perfecto.

Antes de cerrar el ataúd, me ofrecieron otro momento de intimidad con Eduardo. Estaba agradecida por ello. Lo miré bien, llenándome los ojos y el alma de su imagen. Habían acercado sus brazos sobre su vientre y entre sus manos unidas habían colocado una flor roja. Estaba guapo. Lo admiré por última vez con su camiseta de amor… Mi hijo Eduardo estaba muerto. ¡Aleluya!

El cementerio era impresionante: un inmenso y bellísimo jardín resguardado por grandes árboles protectores. Un lugar propicio para el recogimiento. La furgoneta se detuvo cerca del edificio donde el cuerpo de Eduardo iba a pasar los tres días siguientes. Como una sombra seguí al empleado de las pompas fúnebres en cada uno de sus gestos. Tras descargar el ataúd del vehículo, lo puso sobre un soporte con ruedas y lo llevó dentro. Lo observé identificar el ataúd cuya tapa acababa de atornillar. Entré con él en la cámara frigorífica hasta el sitio exacto donde dejó el féretro que contenía a Eduardo. Después, en una gran pizarra colgada en una de las paredes del pasillo adyacente, escribió «Eduardo García» en la columna del 9 de septiembre de 2019, la fecha fijada para la cremación. Luego me acompañó hasta la salida y se despidió con una discreta sonrisa y un fuerte apretón de manos.

Atravesé el cementerio muy despacio, invadida por un sentimiento de inefable plenitud. El sol había salido de entre las nubes que se disipaban; empezaba a hacer buen tiempo. Volví al centro de la ciudad andando a orillas del Rin, avanzando en la nueva levedad de mi ser, con Eduardo ya no en su silla de ruedas sino dentro de mí. Le dije: «Querido Eduardo, ¡lo hemos conseguido!».

Paz contestó cuatro días más tarde, el domingo antes de mi retorno a Canadá. Aquel día, hacía un tiempo gris y triste. Llovió incluso durante buena parte de la mañana y de la tarde. Pero el mensaje de Paz iluminó el día en cierto modo. Nos explicaba que estaba de viaje con su familia en el norte de España. Si no había contestado el miércoles pasado, pensé, era seguramente porque tendría el teléfono apagado o en modo avión. Preguntaba cómo nos encontrábamos, decía que pensaba en nosotros, parecía animada. Me alegraba leer su mensaje. Le contesté que nosotros también estábamos de viaje y que a la vuelta, se lo contaríamos… ¿Ves, Eduardo?, ¡ha contestado y te manda un beso!

El lunes 9 de septiembre de 2019, D. Arnold Meyer, el director de las pompas fúnebres, vino a recogerme al hotel sobre las 9:15. Antes incluso de viajar a Suiza, había avisado a Gisela de que quería estar presente el día de la cremación, y ella se había encargado de hacer todo lo necesario.

A la entrada del edificio donde se hallaban los hornos crematorios, esperamos, el director y yo, a que trajesen el ataúd de Eduardo. El hombre responsable de la cremación, que se expresaba en inglés, me preguntó si deseaba ver al difunto por última vez. Le contesté que sí, claro. Entonces colocaron el ataúd justo enfrente del horno crematorio, quitaron la tapa y se alejaron para respetar ese momento íntimo y sagrado.

Estaba delante de los restos mortales de mi hijo. Me agaché hacia él y, profundamente conmovida, lo toqué. Estaba duro y frío. Los pétalos de la flor que tenía entre las manos se habían marchitado, pero permanecían unidos al tallo. Podía seguir en los brazos de Eduardo el trayecto de todos los vasos sanguíneos cuyo color violáceo contrastaba fuertemente con la palidez de su piel. Su cabeza se había inclinado ligeramente hacia la derecha, sus mejillas estaban hundidas. La expresión casi solemne que reflejaba su rostro petrificado me traspasó. Todo su cuerpo se había solidificado, pero era él, Eduardo. No pude contener mis lágrimas que brotaron repentinamente, le canté una canción de amor en español —una melodía que había escuchado tan a menudo, sobre todo a lo largo de las últimas semanas—, y recé.

Luego, terminadas mis oraciones, hice un ademán para llamar la atención de los empleados de las pompas fúnebres, que se acercaron para preparar el ataúd. Retrocedí y me quedé a cierta distancia, como me había indicado el responsable, colocándome muy cerca de la pared que estaba enfrente del horno crematorio. Simultáneamente, se abrió la puerta del horno, el ataúd fue engullido y, antes incluso de que se cerrase la puerta, unas poderosas llamas se apoderaron de él. En apenas unas cuantas horas, el cuerpo de Eduardo iba a convertirse en polvo, unas cenizas que arrojaría cumpliendo con su deseo, y que se incorporarían al resto del universo. Permanecí un rato más sola, delante del horno, en silencio, recogida, asombrada, maravillada.

Cuando nos marchamos del cementerio, el sol brillaba con fuerza en un cielo inmaculado. El señor Meyer me llevó a casa de Gisela, en una pequeña localidad cerca de la frontera con Francia, donde me esperaban para almorzar. Como llegamos con antelación, tuve tiempo para dar un largo paseo en el área boscosa que circundaba el pequeño barrio residencial. En contacto con la naturaleza, inmersa en la paz benéfica del bosque que me envolvía, me sentía bien, ligera, tiernamente acompañada. Medité y hablé con Eduardo… Regresé cuando Gisela se ponía a preparar la comida. Mientras cocinaba charlamos como viejas amigas. Quería pedirle algo especial: deseaba, si era posible, llevarme una copia de los dos vídeos hechos el día de la MVA de Eduardo. Sabiendo que ella no tendría ningún inconveniente, había traído una llave USB. Su ayudante se hizo cargo y transfirió allí los archivos en cuestión, unos recuerdos audiovisuales que transformaban mi llave USB en objeto precioso.

Después del delicioso almuerzo que compartimos con su ayudante y su secretaria, Gisela me llevó en coche hasta la estación de tranvía. Allí se separaban nuestros caminos. Una vez fuera del vehículo, nos abrazamos para decirnos adiós. Volví a expresarle la profunda gratitud que sentía por lo que había hecho por mi hijo. Gracias a ella, había podido liberarse de su sufrimiento. Sí, esta MVA era lo que él quería, era lo más bonito que podía suceder. Le estaría agradecida eternamente. Me replicó que debía «ser así, si no, un drama iba a ocurrir en Quebec». De hecho, tras nuestro encuentro en el mes de mayo, ella sabía lo que Eduardo me había pedido que hiciese si no obtenía el suicidio asistido y sabía también que yo tenía la fuerza suficiente para llevar a cabo su proyecto incluso en la clandestinidad.

Nos dimos unos besos cariñosos, luego ella volvió a subirse al coche y se fue rápidamente al lugar de su cita. Yo, tras esperar unos minutos, me subí al tranvía que me llevaba de vuelta a Basilea, feliz con este último día en tierra suiza.

En el hotel, mi equipaje estaba listo. Al día siguiente cogía el avión para volver a Canadá… ¡en silla de ruedas!

# *Al final de su combate*

Eduardo fue a Suiza para que le ayudasen a acabar con su vida. Si hubiesen respetado la vida de Eduardo, habría muerto naturalmente el 20 de noviembre de 2002. Es decir, que si no lo hubiesen reanimado, Eduardo habría podido morir en paz y sin dolor. Pero los médicos intervinieron y lo reanimaron. Como consecuencia de ello sufrió durante toda la vida que se le impuso y se vio obligado a recurrir al suicidio asistido para liberarse de su sufrimiento y recuperar su muerte.

Eduardo nunca habría tenido que suicidarse si los médicos hubiesen respetado su vida. Hay que tomar conciencia de esto.

¿Cuántas personas acaban, como Eduardo, en una situación insostenible a causa de la intervención médica? Eduardo tuvo la suerte —por así decirlo— de poder formular su petición de ayuda para morir. Pero ¿cuántas personas están obligadas a soportar  el destino al que otras las han condenado? En una sociedad como la nuestra, regida por la tecnología y los protocolos de toda clase, es preciso ofrecer la ayuda médica a morir de una forma mucho más flexible que la prevista en la ley.

Lo que me duele no es que Eduardo haya muerto, sino más bien que haya sufrido durante todos esos años. Son todos esos años interminables de lucha dolorosa e incesante los que me desgarran el corazón. Que haya tenido que verlo morir cada día, eso es lo que me duele. A lo largo del proceso de liberación de Eduardo, regresé constantemente, a pesar de mí, al punto de partida —su reanimación— y volví a vivir innumerables veces el calvario suyo. Ojalá lo hubiesen dejado morir...

Fue una gran decepción para Eduardo el hecho de que nadie quisiera escucharlo. Hay que decir que habíamos soñado con lo inalcanzable. Eduardo pensaba que su historia interesaría a todo el mundo, y yo también. ¿Acaso ·ser víctima y superviviente de una intervención médica poco eficaz y muy arriesgada, aplicada sistemáticamente y sin consentimiento, no lo convertía en el tema perfecto para una entrevista o un artículo? Por ello, habíamos imaginado que nos invitarían a un programa de televisión para dar testimonio o que tal vez se podría hacer un reportaje sobre nosotros. Hasta habíamos ensayado nuestras respuestas a unas preguntas hipotéticas hechas por un presentador imaginario. Esfuerzo inútil.

A partir del momento en que Eduardo me pidió el suicidio asistido, era preferible no llamar la atención sobre su historia con el fin de evitar que cualquiera pudiese interferir en su proyecto. A pesar de eso, cuando nuestro libro salió en su versión francesa, no pude sino enviar a cinco programas de Radio-Canadá un ejemplar del libro acompañado de una carta de presentación. Era, por mi parte, un gesto espontáneo, un riesgo ignorado, un intento desesperado (¿quizás?) de captar el interés de un periodista y ofrecerle a Eduardo el regalo que se merecía: ser oído.

Sin embargo, eso no prosperó, puesto que no recibí ninguna respuesta. Absolutamente ninguna respuesta. Teniendo en cuenta las circunstancias, era mejor así. Pero ¿a qué debía atribuir este silencio? ¿Había llegado el libro en un mal momento? ¿Estaban los periodistas sobrecargados de trabajo o concentrados en asuntos más importantes? ¿Estaban ya las agendas completamente llenas? ¿Por qué ignoraban este relato estremecedor y tan revelador sobre las realidades y las consecuencias de la RCP? ¿Estimaban este testimonio de superviviente demasiado molesto, demasiado amenazante para el statu quo? No era la primera vez que se me respondía con indiferencia. En el transcurso del año anterior, me había puesto en contacto con muchas personas que ocupaban puestos de dirección —en el país de origen de Eduardo—, y casi todas mis intervenciones habían quedado en papel mojado. No me extrañaba este nuevo silencio. Sabía lo que significaba: se me hacía comprender, una vez más, que mi hijo era un daño colateral. ¡Qué ultraje! Yo consideraba que en nombre de la libertad, de la integridad, de la inviolabilidad, de la dignidad de la persona, había que dar a conocer esta historia real. En aquel momento surgió en mí una pregunta que hoy me hago todavía: «Aquí Radio-Canadá Información, pase lo que pase», ¿qué quiere decir exactamente?

Ahora que Eduardo se ha liberado, que nadie puede hacerle daño de ningún modo, tengo las manos libres y puedo gritar mi sublevación ante lo inaceptable, lo injustificable.

Una pequeña voz interior insistía para que me expresase con tacto y delicadeza, pero rápidamente la hice callar, prefiriendo utilizar un tono tan contundente como el de Eduardo, que decía: «Los médicos tendrían que vivir lo mismo que he vivido yo para comprender». Tenía razón. ¿Qué se imaginan los médicos? ¿Que están ahí para «salvar vidas» a cualquier precio? ¿Que tienen derecho a poner en peligro el bienestar de una persona aplicando unos protocolos agresivos (por si funcionan) porque quieren impedir que se muera? Será mejor que se bajen de su pedestal y dejen de jugar a ser dioses. Tampoco les sentaría mal un buen baño de humildad. Los médicos no están al servicio de la vida, sino al servicio de las personas necesitadas. Su principal cometido es atender a sus pacientes en el marco de una relación abierta y honesta, buscando siempre su mayor bienestar. *Primum non nocere.*

Después de todo lo que he vivido con Eduardo, no puedo evitar establecer un paralelismo entre la ayuda médica a morir (AMM) y la reanimación cardiopulmonar (RCP), siendo esta última un muy buen ejemplo de ayuda médica a sufrir. ¿Por qué tanta resistencia con la AMM y ninguna con la RCP? ¿Por qué a una persona doliente que toma una decisión respecto a su propia vida se le exige cumplir con tantas condiciones? ¿Y por qué no existe ninguna medida de protección con respecto a la RCP, una intervención que no se elige deliberadamente, sino que se aplica de forma sistemática a muchas personas según unos protocolos prestablecidos? Para la AMM, se exige el cumplimiento a rajatabla del consentimiento informado; para la RCP, en cambio, no se requiere ningún consentimiento y a veces ocurre incluso que se hace caso omiso de una orden de no reanimar. ¿Hasta qué punto es informada esta decisión (tomada por las autoridades médicas) de imponer la RCP a casi todas las personas que mueren súbitamente, presumiendo su consentimiento? ¿Por qué tanta precaución y tanta consulta con la AMM y tan poco cuestionamiento acerca de la RCP? Por otro lado, las consecuencias de la RCP son tan irreversibles como las de la AMM, sin olvidar que la RCP tiene un precio muy elevado en sufrimiento humano.

La historia de Eduardo es un testimonio de oro que nos recuerda que todo ser humano es intocable, que la muerte forma parte de la vida, que pertenece a cada persona y que debe ser respetada. Como tantos otros, Eduardo era una víctima de la tecnología médica, un daño colateral de la acción humana insensata, cegada por una arrogancia increíble. Y también un daño colateral de una práctica médica carente de verdad. Ser un daño colateral de un plan de acción sistematizado por los servicios sanitarios, ¿no es eso algo totalmente inaceptable, algo condenable? El recorrido extraordinario de Eduardo nos impulsa a mirar la realidad de frente y a cuestionar los fundamentos de la reanimación cardiopulmonar, una intervención que, indiscutiblemente, quebranta la dignidad de la persona.

# *Acerca de la RCP*

Eduardo caminó penosamente por senderos dolorosos, ajenos al destino que le pertenecía; atravesó tormentos inimaginables y soportó lo que nadie desearía tener que afrontar; vivió una vida de sufrimiento constante que a nadie le gustaría. Al final de su combate, no tengo derecho a callarme. Tengo la responsabilidad de denunciar la implementación universal de la reanimación cardiopulmonar (RCP), una situación que no se puede justificar de ninguna manera, ni en el aspecto médico ni en el aspecto ético.

**El mito.** Todo empezó un día, a principios de los años sesenta, cuando ciertos médicos investigadores consiguieron reiniciar el corazón de algunos pacientes mediante el masaje cardíaco. Tras la divulgación de sus resultados, según los cuales 14 de los 20 pacientes se habían recuperado completamente, prendió el frenesí en el entorno médico y de la investigación. Sin tomar en consideración las condiciones en las cuales estas personas habían sido reanimadas (en quirófano, a causa de complicaciones debidas a la anestesia), se apresuraron a asociar la nueva técnica a la ventilación boca a boca para crear la RCP tal como la conocemos hoy. ¡Creían haber encontrado la forma de salvar a las personas de su muerte! Desde entonces, no se ha agotado nunca el entusiasmo dentro de la comunidad médica. Han comenzado —y todavía se empeñan— a utilizar la RCP con todas las personas que sufren un paro cardíaco, independientemente de su estado de salud o de sus circunstancias personales. Han convertido al paro cardíaco en una condición tratable y, muy rápidamente, la RCP ha llegado a ser un procedimiento universal e incuestionable, el procedimiento a adoptar por defecto ante toda parada cardíaca. Desde el inicio de su utilización a gran escala, sin embargo, han constatado la escasa tasa de éxito de la RCP (menos del 10 % de supervivencia) y el daño cerebral severo que causa en los supervivientes, lo que, en vez de llevar a un replanteamiento de los protocolos de intervención establecidos, ha supuesto más bien una motivación para seguir adelante con la investigación clínica en ese campo. Han inventado la famosa «cadena de supervivencia» y, mediante campañas de sensibilización y lemas bien pensados, han animado a la población a aprender las maniobras de RCP, todo esto para tratar de aumentar las tasas de supervivencia —que, en la práctica, no han variado sustancialmente a lo largo de las décadas—. De una manera bastante perniciosa se ha ido tejiendo un auténtico mito en torno a la reanimación cardiopulmonar, de tal modo que muchísima gente piensa que la RCP funciona bien en la mayoría de los casos y que las personas reanimadas retoman la vida que tenían antes del paro cardíaco. Todo el mundo parece convencido de que el paro cardíaco es un problema de salud y que al aplicar la RCP salvamos vidas. Han contribuido a esta situación (y siguen haciéndolo) no solo los medios de comunicación, sino también los médicos, los investigadores, las sociedades científicas y los distintos organismos oficiales. Además, en todas partes las legislaciones han seguido por la misma senda. Aquí, en Quebec, los protocolos de intervención en RCP están protegidos —por no decir ratificados— por ciertas disposiciones legales, es decir, el artículo 13 del Código Civil de Quebec, que permite intervenir sin consentimiento en caso de emergencia, y el artículo 2 de la Carta de Derechos y Libertades, que garantiza el derecho a ser rescatada de toda persona cuya vida está en peligro. Por otra parte, han banalizado la RCP hasta tal punto que su aprendizaje se ha vuelto obligatorio para los alumnos de la escuela secundaria y que pronto ¡también lo será para los de primaria! Pasando por alto los pobres resultados conseguidos con la RCP, se han organizado para transmitir el mensaje que ¡entre todos podemos —debemos— salvar vidas! Y lo han logrado. El mito de la RCP está presente por todas partes. Pero ¿qué ocurre exactamente?

**La realidad.** Antes que nada, cuando hablamos de RCP hay que saber que hablamos de la muerte. Porque la parada cardíaca es la muerte. Los signos y síntomas que permiten diagnosticar el paro cardíaco son los mismos que los que los médicos han utilizado tradicionalmente para constatar la muerte. El paro cardíaco no es una enfermedad, un trastorno eléctrico o un fallo pasajero del corazón; no es una patología cualquiera que se puede curar. Cuando el corazón se para, la persona fallece y comienza el proceso de su muerte. Cuando el paro cardíaco sucede de forma inesperada y repentina, se habla de muerte súbita. Si bien es cierto que con el desarrollo de la RCP han acordado considerar al paro cardíaco ya no como la muerte, sino como un hecho patológico de emergencia vital, esta manipulación semántica no cambia en nada la realidad. La muerte sigue siendo la muerte. Y con la RCP lo que intentan hacer es contrarrestar la muerte.

A la RCP, un conjunto de maniobras destinadas a revertir el paro cardíaco, se la puede describir como un «ataque brutal», violento y cruento a una persona que acaba de morir. El traumatismo infligido a todo su cuerpo es importante: costillas fracturadas, dientes rotos, heridas en las vías respiratorias y en otros órganos internos (incluido el corazón), neumonías, hemorragias y un shock generalizado. Pero la lesión más grave, la que determina el pronóstico del paciente, es el daño cerebral devastador que se produce con las maniobras de reanimación. La RCP es una intervención que fracasa del 70 al 98 % de los casos; y cuando es exitosa (es decir, cuando hay recuperación del pulso), la persona ingresa en la unidad de Cuidados Intensivos para ser sometida a un soporte vital avanzado según unos protocolos agresivos —y no desprovistos de efectos secundarios perjudiciales— que ofrece solo muy poca esperanza de recuperación.

**Los resultados.** En los artículos científicos sobre el tema, se habla de supervivencia al paro cardíaco extrahospitalario. Expresarse así no es correcto, puesto que no puede haber supervivencia a la

muerte. En el 40 al 50 % de las personas que mueren 
súbitamente, no se aplica ninguna maniobra de rea‐
nimación porque se considera que llevan muertas 
demasiado tiempo. La supervivencia observada se 
debe al hecho de que se interviene con la RCP y que 
después, al final de una estancia más o menos larga 
en cuidados intensivos, algunas personas acaban 
por no morir. En realidad, se debería hablar de su‐
pervivencia a la RCP. De hecho, las tasas de super‐
vivencia divulgadas en los estudios y los artículos 
periodísticos se refieren al porcentaje de personas 
que sobreviven entre las que han sido sometidas a 
maniobras de RCP. ¿Cuáles son los resultados? 
Entre todas las personas a las que se intentan reani‐
mar, la mayoría (del 70 al 75 %) muere *in situ* o en 
los servicios de urgencia. Entre las que recuperan el 
pulso y que reciben un soporte vital, la mortalidad 
es también muy elevada, es decir, del 65 al 70 %. 
Los resultados publicados —manipulados desde el 
principio y calculados a muy corto plazo— varían 
mucho dependiendo de los estudios, los hospitales 
y las regiones del mundo; pero globalmente la su‐
pervivencia media no llega al 8 % para las paradas 
cardíacas extrahospitalarias tratadas con RCP.

Hay que subrayar que todas las personas que 
sufren una parada cardíaca en ciertas circunstancias 
(traumatismo, ahogamiento, intoxicación, ahorca‐
miento, electrocución, asfixia) quedan excluidas de 
las tasas de supervivencia divulgadas en los estu‐
dios sobre el paro cardíaco extrahospitalario, los 
cuales se centran en las paradas cardíacas de origen 
puramente cardíaco. Además, muchas personas se 
pierden en el seguimiento y son también excluidas 
de los resultados. Esto significa que las tasas reales

de supervivencia a la RCP son probablemente inferiores a las que se publican.

Por otra parte, varios factores disminuyen las posibilidades de supervivencia a la RCP, entre otros la ausencia de testigo, un ritmo inicial no desfibrilable, la no recuperación del pulso *in situ* (o la recuperación tardía) y sufrir la parada estando en casa, sin olvidar la existencia de patologías previas al paro, como la insuficiencia cardíaca o hepática, la diabetes, la hipertensión arterial, una dislipidemia, una enfermedad renal o pulmonar, o un cáncer metastático. Teniendo en cuenta los múltiples factores que entran en juego, resulta muy difícil hacer una predicción. Sin embargo, ciertos datos destacan claramente en los estudios llevados a cabo hasta ahora. Se sabe, por ejemplo, que el pronóstico sigue siendo muy sombrío (supervivencia del 2 %) para la mayoría de las personas que no recuperan el pulso *in situ*, y que las posibilidades de supervivencia no superan el 0,5 % para las personas que responden a los tres criterios siguientes: 1) el personal del equipo de emergencia no presencia la parada, 2) no se administra ninguna descarga de desfibrilación y 3) no hay recuperación del pulso *in situ*.

Tomemos algunos ejemplos redondeando la tasa de supervivencia al 10 %. Supongamos que una persona sufre una parada cardíaca con la presencia de un testigo. Sus posibilidades de sobrevivir son, en teoría, del 10 % con la intervención de los servicios de emergencia, pero van a variar en función del ritmo cardíaco detectado inicialmente: si se encuentra en fibrilación ventricular (ritmo desfibrilable, presente en solo del 20 al 25 % de los casos), las posibilidades de supervivencia pueden alcanzar el

30 %; pero si se encuentra en asistolia (ritmo no desfibrilable), no tiene casi ninguna posibilidad de sobrevivir, o sea entre el 1 % y el 2 %. Imaginemos ahora a una mujer de unos 65 años que es hallada inconsciente, sin reacción y sin pulso por un transeúnte. Este avisa a los servicios de emergencia y empieza a practicarle maniobras de RCP. ¿Cuáles son las posibilidades para esta mujer, tras haber sido reanimada, de recuperarse en buen estado y con una función cerebral normal? No más del 2 %.

Es importante recordar que aunque la fibrilación ventricular se asocia a mayores posibilidades de supervivencia, los esfuerzos de reanimación en la mayoría de las personas que presentan este ritmo terminan siendo un fracaso (más o menos un 70 % de mortalidad). Digamos también que hay una subcategoría de víctimas a las que no se las declara fallecidas aunque persistan los signos clínicos de muerte después de 20 o 30 minutos de RCP, pero que ¡se consideran más bien en «paro cardíaco refractario»! A estas personas se las transporta si es posible a un hospital especializado donde son sometidas a intervenciones específicas destinadas a rescatarlas de la muerte, un enfoque que da como resultado pocos supervivientes, muchos de ellos en muy mal estado. ¿Qué decir? ¡Esto supera el entendimiento!

En última instancia, para «salvar» la vida de solo unas cuantas personas, hay que «torturar» a decenas de otras, aquellas que mueren a más o menos corto plazo a partir del inicio de las maniobras de RCP y también aquellas que sobreviven a la RCP pero que se quedan en una situación insostenible. ¿Cuál es el fundamento ético de tal práctica?

**El pronóstico.** No basta con sobrevivir. Hay que sobrevivir bien. Un hecho bastante sorprendente: durante mucho tiempo los médicos investigadores se han centrado en las tasas de supervivencia sin preocuparse demasiado del estado neurológico de los supervivientes. Desde que este aspecto es tomado en consideración, se esfuerzan en elaborar una herramienta útil para la determinación del pronóstico. Sin embargo, han hecho hincapié en el pronóstico negativo: intentan determinar con un 100 % de certeza cuáles son las personas cuyo pronóstico es negativo, es decir, aquellas que van a evolucionar hacia la muerte o el daño neurológico severo, traduciéndose este por el coma, el estado vegetativo o la discapacidad grave. ¿Consecuencia? Muchas personas son sometidas inútilmente a tratamientos de soporte vital durante varios días (porque no reúnen los criterios establecidos para predecir un pronóstico negativo) y acaban saliendo de la unidad de Cuidados Intensivos en una situación desastrosa, peor que la muerte.

Obviamente, los médicos investigadores van por el camino equivocado. En primer lugar, porque la certeza no existe, ni en medicina ni en la vida en general. En segundo lugar, porque considerar solo la muerte y el daño neurológico severo como pronóstico negativo no refleja la realidad. Hay un abanico de situaciones clínicas, muy penosas y nada deseables, que deberían ser incluidas en el pronóstico negativo y de las cuales la gente debería ser informada. Y en tercer lugar, porque se trata de una actitud que va en contra de toda ética. Es injustificable que se juegue de tal manera con la vida de la gente.

¿Por qué no han elegido los médicos investigadores centrarse en el pronóstico positivo? Y ya que insisten tanto en estar seguros antes de actuar, ¿por qué no tratar de identificar con el 100 % de certeza a las personas que tienen un pronóstico positivo? ¿Por qué no limitar las intervenciones solo a las personas que tienen todas las posibilidades de sobrevivir bien? Esto ahorraría tratamientos inhumanos a una multitud de víctimas.

**Las consecuencias.** ¿Qué tal les va a los supervivientes de RCP? Al parecer hay algunas personas que retoman su vida de un modo satisfactorio: son las que se utilizan para la publicidad sobre la RCP, algunas excepciones que han tenido suerte. Acerca de todas las demás, no se nos dice nada. Son numerosos los médicos investigadores que afirman que la mayoría de los supervivientes están «neurológicamente indemnes», pero es falso. Se permiten decir eso porque consideran como tal a quienes se encuentran en las categorías 1 y 2 de la escala CPC (*Cerebral Performance Categories*). Las personas incluidas en estas dos categorías pueden presentar o bien leves deficiencias neurológicas o psicológicas, como una leve disfasia, una hemiplejia no incapacitante o la alteración leve de nervios craneales; o bien una discapacidad moderada, es decir, una hemiplejia (parálisis en la mitad de su cuerpo), convulsiones, ataxia (problemas de equilibrio y coordinación), disartria (dificultades en el habla) o alteraciones permanentes de la memoria u otros procesos mentales. Se trata de secuelas importantes que disminuyen considerablemente la calidad de vida. Además, el cansancio, los trastornos cognitivos a largo plazo y los problemas emocionales son frecuentes en todos estos supervivientes, y muchos de ellos deben luchar para volver al trabajo y reanudar una vida social significativa.

¿Qué hay de los supervivientes que se encuentran en las categorías 3 y 4 de la escala de evaluación? Si se da crédito a los resultados de un gran número de médicos investigadores, representan entre el 20 % y el 30 % de los supervivientes. Sin embargo, esta proporción se eleva hasta el 50 % según diversos autores, lo que seguramente representa mejor la realidad. Las personas que se encuentran en la categoría 3 son conscientes pero severamente discapacitadas: no pueden vivir solas y necesitan ayuda para todo; y aquellas que se encuentran en la categoría 4 están en estado vegetativo o en coma. Daños colaterales, como Eduardo, de los que se prefiere no hablar.

Por otro lado, no sufren únicamente los supervivientes de RCP. Para sus parejas y los miembros de sus familias, la vida ya no es la misma. Están abrumados con nuevas responsabilidades (cuidados, supervisión, acompañamiento, etc.) para con su familiar disminuido, y se enfrentan a menudo a problemas de depresión, ansiedad y estrés postraumático.

Nos hablan de los recursos que existen en la comunidad para atender las necesidades especiales de los supervivientes. Pero ¿cuáles son? ¡Los recursos escasean terriblemente! Además, ¿existe de verdad una voluntad de prestar apoyo a todas esas víctimas neurológicamente dañadas? En los dos últimos años de la vida de Eduardo, perdimos nuestra ayuda a domicilio. La persona que venía a ayudarnos 18 horas a la semana había encontrado una ocupación mejor, y no habíamos conseguido sustituirla. No nos llamó nadie de los servicios sociales ni vinieron a casa para hacer un seguimiento y comprobar que estábamos bien. Como Eduardo no le costaba nada al sistema…

**El beneficio.** El objetivo prioritario de cualquier tratamiento médico es beneficiar al paciente. Como agente moral, el médico debe actuar en la medida de lo posible para salvaguardar la salud y aliviar el sufrimiento de su paciente —¡no causarlo!—, y debe hacerlo siempre con respeto hacia su persona. Por lo tanto, debe ofrecer a su paciente opciones terapéuticas que contribuyan a su bienestar. Salvar la vida a cualquier precio no forma parte de las prerrogativas del médico.

Una intervención médica apropiada es aquella que ofrece una esperanza razonable de mejoría sin causar efectos secundarios nocivos y cuyo ratio de beneficio/riesgos favorezca claramente al paciente. Si la RCP ofreciese unas posibilidades de supervivencia del 90 % y no produjese los múltiples problemas médicos y discapacidades que padecen los supervivientes, se la podría considerar apropiada. Aun así, haría falta obtener el consentimiento antes de aplicarla, puesto que se trata de inmiscuirse en el proceso de muerte de una persona, un acontecimiento trascendente y profundamente íntimo.

Es tal la realidad que ni desde el punto de vista médico ni desde el punto de vista ético puede calificarse objetivamente a la RCP de benéfica ni tampoco justificar su utilización sistemática. A pesar de esta evidencia, las recomendaciones internacionales en materia de reanimación se mantienen, y los médicos investigadores se afanan para alcanzar un consenso sobre lo que debería considerarse un resultado satisfactorio. ¡¿Un consenso sobre una cuestión tan personal como la calidad de vida?! ¿Acaso no es evidente que para beneficiar al paciente, la RCP debería devolverle su vida tal y como la conocía? Sobrevivir habiendo perdido la capacidad de realizar su proyecto de vida o estando totalmente dependiente de los demás no constituye un beneficio para el paciente. Sin embargo, es lo que les espera a una buena parte de los supervivientes.

Teniendo en cuenta el panorama desolador ofrecido por la RCP, es fundamental que se le proporcione a cada persona toda la información pertinente para que pueda elegir ella misma los riesgos que desea correr. De esta forma, cada ciudadano/a podría fácilmente dar a conocer su deseo de ser reanimado/a mediante la tarjeta sanitaria.

**La emergencia.** El artículo 13 del Código Civil de Quebec establece: «En caso de emergencia, el consentimiento al tratamiento no es necesario cuando está en peligro la vida de la persona o amenazada su integridad y el consentimiento no puede obtenerse a tiempo». De acuerdo. Pero el paro cardíaco no es una condición aguda potencialmente fatal. La muerte ni pone en peligro la vida de la persona ni amenaza su integridad. Son las maniobras de RCP las que hacen esto, las que ponen a la persona en una terrible situación prolongando el proceso de la muerte o provocando eventualmente lesiones corporales graves y permanentes.

Curiosamente, todo el mundo parece haber eludido el párrafo 2 del artículo 13 del Código Civil: «**Sin embargo, este [el consentimiento] es necesario** cuando el tratamiento es inusual o resulta inútil o **cuando sus consecuencias podrían ser intolerables para la persona**» (la negrita es mía). Este es precisamente el caso de la RCP. Ello significa que debería aplicarse solamente a las personas que dan su consentimiento a tal procedimiento. Está claro que la emergencia no da derecho a poner a alguien en una situación peor que su muerte natural.

Por cierto, hoy ya no vale el pretexto de la emergencia en caso de muerte súbita. Después de 50 años de reanimación cardiopulmonar y de estudios de todas clases, se conoce ampliamente el tema y se sabe que los resultados de la RCP son pésimos. Lo que sí hay que hacer con urgencia, en cambio, es decirle toda la verdad a la población.

**El derecho al rescate.** Según el artículo 2 de la Carta de Derechos y Libertades de la Persona, «todo ser humano cuya vida está en peligro tiene derecho a ser rescatado». Tengo que volver a decirlo: una vez producida la muerte, la vida ya no está en peligro. Se termina simplemente. Prestar socorro a alguien desamparado se da por sentado, desde luego, cuando, por ejemplo, la persona está herida, tiene una reacción alérgica o queda atrapada en alguna parte, o bien está inconsciente pero con vida. Sin embargo, cuando la persona acaba de morir, no necesita ser rescatada. Y tampoco necesita que se profane impunemente su muerte.

Por otra parte, no olvidemos que toda persona tiene derecho a negarse a ser rescatada. La voluntad anticipada de una persona que no quiere ser reanimada, que puede constar en un documento personal (por ejemplo, una carta, una pulsera médica o una tarjeta en la cartera), se aplica en todas partes y debe ser respetada por todo el mundo, sin excepción. Sin embargo, hay que asegurarse de que sea de fácil acceso, si no ¡nos reaniman sin consentimiento!

¿Cómo explicar que la RCP, una intervención tan poco eficaz y tan perjudicial, haya sido incorporada a los protocolos obligatorios de primeros auxilios y esté protegida por la ley de tal modo? Todavía se me escapa.

Puedo comprender que ciertas personas quieran vivir a cualquier precio; por tanto, que las reanimen. ¡Por su propia cuenta y riesgo! Pero, por favor, ¿no se podría dejar en paz a quienes prefieren morir tranquilamente de muerte natural?

**La dignidad.** El derecho a la vida es inseparable de la dignidad inherente a todo ser humano, y de esta dignidad se derivan todos los derechos protegidos por la Carta de Derechos y Libertades de la Persona. El objetivo de salvar vidas no puede ignorar esta realidad absoluta e intocable que es la persona en toda su dignidad.

La dignidad humana es una realidad difícil de entender. Pero basta con ser despojado de ella, aunque sea en muy poca medida o de forma provisional, para comprender lo que es. Es innegable que a la dignidad de la persona se hallan inextricablemente vinculadas las nociones de libertad, autonomía, integridad e inviolabilidad.

Hay ofensa a la dignidad cuando alguien pierde la capacidad de tomar decisiones personales fundamentales. Hay ofensa a la dignidad cuando alguien pierde su libertad o la capacidad de ejercer sus derechos. Hay ofensa a la dignidad cuando alguien pierde el control de su cuerpo o es mutilado a causa de una intervención cualquiera. Hay ofensa a la dignidad cuando alguien ya no puede gozar de ninguna intimidad o vida privada. Hay ofensa a la dignidad cuando la vida, y por tanto la muerte, de alguien no es respetada.

¡Ojo! Una persona, sean las que sean sus circunstancias, nunca pierde su dignidad. Sin embargo, en las situaciones donde hay ofensa a la dignidad, la persona es lastimada en lo que tiene de más preciado. Ciertas personas viven muy bien a pesar de diversas ofensas a la dignidad, y otras no pueden soportarlo en absoluto. Cada persona es única y debe ser respetada.

Con la implementación universal de la RCP, han decidido que íbamos a salvar vidas. Pero ¿a qué precio? ¿Salvar vidas trayendo de vuelta a las víctimas en cualquier estado? ¿Empeñarse en reiniciar corazones haciendo abstracción de las personas? ¿Es eso salvar vidas? ¿Qué hay de la dignidad inherente a todo ser humano? ¡Es precisamente esta dignidad la que niega el derecho a inmiscuirse en la vida de alguien! ¿Merece la pena vivir cuando la dignidad es vulnerada? Le corresponde a cada cual decidir.

Por consiguiente, ninguna intervención médica que pueda quebrantar la dignidad humana —y por tanto ninguna reanimación— debería realizarse sin el consentimiento informado (realmente informado) y explícito de la persona o de su representante legal.

**El fin de la vida.** La ley quebequense sobre la asistencia al final de la vida, que entró en vigor el 10 de diciembre de 2015, contempla la prestación de la asistencia al final de la vida reconociendo y respetando los derechos y libertades de la persona y establece, entre otras cosas, que «la persona al final de la vida debe, en todo momento, ser tratada con comprensión, compasión, cortesía y equidad, procurando respetar su dignidad, su autonomía, sus necesidades y su seguridad».

Desgraciadamente, muchas personas moribundas o al final de la vida no son tratadas con el debido respeto. Pienso, por supuesto, en las personas que mueren súbitamente, como Eduardo, pero también en las personas que agonizan en la escena de un accidente grave. ¿Qué les ocurre a todas estas personas? De manera implícita pero segura están excluidas de lo que se llama final de la vida —que no ha sido definido por el legislador—, y son víctimas de un ensañamiento terapéutico absurdo, sin fundamento e irrespetuoso con su persona.

Sin embargo, las personas que mueren súbitamente son personas al final de la vida. Habría que reconocerlo. Tienen derecho a morir súbitamente y a ser respetadas al final de su vida, a ser respetadas en la muerte que les pertenece. Yo no conozco a nadie a quien le gustaría pasar los últimos días de su vida en una unidad de Cuidados Intensivos. La ley sobre la asistencia al final de la vida debería aplicarse, sin discriminación, a todas las personas al final de la vida, no solamente a las que son viejas y están en la fase terminal de una enfermedad incurable.

**La información.** Hay que decir las cosas tal y como son. La gente tiene derecho a recibir una información completa, verídica y sin filtro acerca de la RCP, y los médicos tienen el deber de proporcionársela. En la era moderna de las comunicaciones, es totalmente inaceptable perpetuar el estado de desinformación en el que se encuentra la población.

Cuando se le dice a la gente que las posibilidades de supervivencia pueden duplicarse si se aplica la RCP, hay que decirle también lo que eso significa: que las posibilidades de supervivencia pasan, por ejemplo, del 2 % al 4 % o del 8 % al 16 % solamente. Animar a la gente a aplicar la RCP sin explicarle los graves daños causados por la reanimación es una falta de honradez. Hacer creer que con la RCP salvamos vidas sin especificar claramente los posibles resultados es engañar a la gente. No hablar explícitamente de las penosas situaciones en las que se encuentran los supervivientes es ocultar la verdad. Incitar a la población a participar en una «cadena de supervivencia» a lo largo y al final de la cual una multitud de personas sufren inútilmente y sin consentimiento es una falta de integridad. Divulgar solamente fragmentos de información fuera de contexto es faltar a un deber deontológico elemental.

En la actualidad, la mayoría de las personas sobrevaloran mucho la eficacia de la RCP y alimentan falsas esperanzas. Pero si conociesen toda la historia, ¿cómo reaccionarían? Si supiesen lo que realmente les espera, ¿qué elegirían?

Hay una falta flagrante de información, como queda demostrado por las numerosas situaciones conflictivas que ocurren todos los días en los hospitales cuando alguien ingresa en estado comatoso tras haber sido reanimado. Además de ser emocionalmente penosas para todas las personas involucradas, dan lugar a menudo a enfrentamientos de difícil resolución entre los allegados de la víctima y el personal médico. Han insistido tanto en los supuestos beneficios de la RCP que es comprensible que los allegados de la víctima esperen excelentes resultados y presionen para recibir un pronóstico seguro lo más rápidamente posible, algo que los intensivistas son incapaces de darles. Obviamente, la unidad de Cuidados Intensivos no es el lugar ideal para comenzar a discutir honestamente sobre las consecuencias de la RCP. En otros servicios hospitalarios o en residencias donde se presta asistencia a largo plazo, no es sorprendente tampoco que personas muy enfermas, al creer firmemente que la RCP es una buena solución, esperen que se les aplique y hasta exigen que así sea a pesar de su pésimo estado de salud. Les han convencido de que la RCP salva vidas, entonces ¡por qué no la suya! No entienden que les digan en el último momento que la RCP no es médicamente apropiada en su caso. Por un lado, la norma establecida en muchos centros sanitarios es aplicar la RCP en todos los casos a no ser que exista una contraorden explícita; y por otro, el juicio clínico del médico a veces está en desacuerdo con esta norma, lo que causa una gran confusión. Estas situaciones también son muy desagradables y a veces llevan a procedimientos judiciales absurdos que no hacen sino complicar las cosas. Los médicos no deberían esperar contemplar una orden de no reanimación para comunicar abiertamente y dialogar de manera franca con sus pacientes acerca de la RCP; deberían hacerlo en cuanto empiezan a atenderlos. En realidad, las autoridades médicas deberían encargarse de poner al corriente de las realidades de la RCP a la población en su conjunto, ya que se sabe que en la mayoría de los casos la muerte súbita ocurre a domicilio. Se sabe igualmente que en todas partes, en las casas, las residencias, las calles, las estaciones, los aeropuertos, los centros comerciales, etc. viven y deambulan personas que padecen diversas patologías que disminuyen sus posibilidades de sobrevivir a la RCP. Tienen derecho a saber. Cada persona, hospitalizada o no, debe poder negarse a que la reanimen en caso de muerte súbita y, por lo tanto, necesita que la informen correctamente.

Otra cosa importante: la ciencia de la reanimación es un vasto campo de experimentación clínica en el que participan diligentemente distintos grupos de médicos investigadores en todo el mundo. Todos ellos dedicados a la misma tarea, la de hacer avanzar la ciencia de la reanimación, colaboran de forma periódica en la actualización de las directrices sobre la RCP. ¿Cuál es el valor de la evidencia sobre la cual se basan estas directrices? En función de la calidad de la prueba presentada, los trabajos científicos se clasifican en cinco niveles de evidencia, siendo el más alto el de los ensayos controlados aleatorizados y el más bajo el de las opiniones de expertos. La gente debería saber que en la mayor parte de los estudios clínicos se introducen sesgos de todo tipo, con lo cual sus conclusiones resultan más o menos fiables. Además, cuando los ensayos clínicos están financiados por compañías farmacéuticas (y muchos lo están), hay que ser particularmente cauteloso. En realidad, la famosa evidencia científica no siempre proporciona evidencia; por lo tanto hay que saber leer la literatura científica con una mirada crítica. Con respecto a la RCP, la mayoría de las recomendaciones establecidas están respaldadas por estudios clínicos con un nivel de evidencia bajo o muy bajo. Eso significa que las recomendaciones sobre reanimación dependen de especulaciones sin fundamentos científicos válidos. La verdad es que no existen datos que justifiquen la implementación universal de la RCP.

Entonces, ¿por qué todo ese sistema tan bien estructurado para «salvar vidas»? Cabe concluir que hay unos intereses muy bien servidos por este despliegue de tecnología y de esfuerzos heroicos, unos intereses que, me temo, no tienen nada que ver con el bienestar de las personas.

Hay que decir que el «progreso tecnológico» y la RCP han cambiado las perspectivas en el mundo médico. Al final de los años 60, inventaron una nueva definición de la muerte (la muerte cerebral) con el fin de poder extraer órganos de personas consideradas irrecuperables (a causa de un trastorno severo de la consciencia) que dependían de la tecnología para sobrevivir. Desde entonces, ha llovido mucho y todos los medios son buenos para rehusar la muerte. Ahora es práctica habitual utilizar a las personas que mueren súbitamente incluyéndolas en estudios clínicos —¡con un consentimiento anticipado!— con el objetivo de aumentar nuestros conocimientos en materia de paro cardíaco, reanimación y técnicas de soporte vital avanzado. Existe también otra práctica concomitante, ya bien establecida en varios países: la de volver a los criterios de la parada cardíaca para diagnosticar la muerte y, tras 20 o 30 minutos de RCP sin recuperación del pulso, decidir tratar a la víctima como potencial donante de órganos y tejidos —¡lo que se hace con un consentimiento presunto!—. De modo que se dispone del cuerpo siguiendo un enfoque de productividad, como si el cuerpo ya no perteneciese a la persona, como si ya no fuese más que una colección de «piezas de repuesto» que tenemos derecho a aprovechar para servir a los intereses de otra persona. Eso es utilitarismo médico. Lo peor es que se justifica sin dificultad proclamando unos objetivos que se consideran muy loables y jugando con las emociones de la gente. El progreso médico científico dirige la partida, me parece, y ¡alimenta continuamente el deseo absurdo de vencer a la muerte! Así que eso es lo que ocurre, se reanima a una multitud de personas —que van a morir de todas formas, pero después de horas o días de agonía— para «salvar» a solamente unas cuantas entre las cuales muchas están condenadas a una supervivencia de pésima calidad. Personalmente, no tengo ganas de convertirme en conejillo de Indias para todos esos científicos con un sentido de la ética más bien dudoso. ¿Y ustedes?

**El cuestionamiento.** Solo puede enmarcarse en la aceptación de la realidad: las cosas no como las imaginamos, sino tal y como son. Puesto que la muerte forma parte de la vida, querer combatirla no tiene ningún sentido. No tenemos otra opción que aceptar nuestra finitud y todas las incertidumbres que pueblan la existencia humana. Para vivir bien, para vivir lo mejor posible, basta con cuidarse a sí mismo. Esta es la verdadera prevención. Sí, porque la vida es preciosa, no se trata de luchar contra la muerte, sino de cuidarse a sí mismo a lo largo del camino. Y entonces, cuando llega la muerte, saber inclinarse, soltar amarras y entrar en ese espacio desconocido y sagrado que libera de todos los males…

Por cierto, ¿acaso no se comprometen los médicos a cuidar de sus pacientes?, ¿a velar por su bienestar respetando su dignidad? Por lo tanto, deberían ser ellos los primeros en cuestionar la implementación universal e indiscriminada de la RCP, un plan de acción aberrante que engendra agonías dolorosas y artificiales, muertes frías y prolongadas, y vidas arruinadas. En 2019, me puse en contacto con distintas instancias de salud y de ética con el fin de llamar su atención sobre los estragos causados por la RCP, pero mis intentos no dieron resultados. Había albergado la esperanza de que entre todas las personas contactadas, al menos una de ellas empezara a reflexionar ante el testimonio sincero y serio ofrecido no solo por la madre de un superviviente sino también por un antiguo miembro de la profesión médica. Sin embargo, eso no sucedió. He sido ignorada a todos los efectos. Una vez más, el mismo mensaje indignante e inadmisible: Eduardo era un daño colateral. Con tristeza constataba hasta qué punto se puede ser estrecho de mente y con qué facilidad se puede optar por instalarse cómodamente en una actitud desencarnada, irresponsable y carente de sensibilidad.

No obstante, de los resultados conseguidos con la RCP, habría que sacar conclusiones lógicas y honestas: la RCP salva vidas solamente en condiciones excepcionales y produce una multitud de víctimas inocentes, lo que justifica la modificación de los protocolos de intervención en medicina de urgencia. Si dejasen de reanimar ciegamente a todo el mundo, podrían evitarse numerosas situaciones catastróficas no deseadas. Encerrarse en la idea preconcebida de que la muerte súbita es inaceptable y empeñarse en encontrar formas de aumentar el número de supervivientes cueste lo que cueste en vez de reconocer la evidencia, eso sí que no es ni científico ni respetuoso con la vida humana. Lo que importa es el bienestar de cada persona, no las tasas de supervivencia en la población. Por cierto, la mortalidad es siempre del 100 %, ya que todos vamos a morir un día, de una manera o de otra. Me parece que respetar la muerte de alguien es un imperativo moral ineludible, con mayor motivo cuando uno es médico.

Querer explicar la muerte súbita simplemente por la obstrucción de arterias coronarias, la presencia de una cardiomiopatía o la aparición de una arritmia maligna y arreglar el «problema» reanimando a la persona es actuar con una visión muy reduccionista. Es mirar solamente al corazón y nada más. En realidad, las cosas son mucho más complejas. El corazón que se para se halla dentro de un cuerpo que pertenece a una persona que se desenvuelve en cierto entorno y que tiene una historia de vida muy particular, un recorrido que se diferencia del de todas las demás personas. No debe perderse de vista que las razones profundas de la muerte están ancladas en la vivencia de la persona. Pero lo que ocurre es que en medicina, como en otros campos, parece ser que queremos esquivar la realidad ignorando el misterio que anida en el corazón de cada persona. Provistos de una tecnología cada vez más sofisticada y movidos por la soberbia, hemos decidido encargarnos de las imperfecciones de la vida. Además de fijarnos objetivos, de hacer malabarismos con los conceptos y de establecer protocolos, nos gusta desentrañar las cosas, descomponerlas y simplificarlas para poder manipularlas y controlarlas mejor, sin tener en cuenta la complejidad de la vida humana, olvidando que cualquier acontecimiento (incluida la muerte súbita) surge en un contexto muy personal que no podemos dejar de lado. Todo esto se lo expliqué a Eduardo, un día, durante una de nuestras múltiples conversaciones acerca de su reanimación. Su comentario fue: «¡Ah! Entonces, ¡¿los médicos utilizan solo su hemisferio izquierdo?!». Muy cierto. Estaría muy bien descubrir una manera de estimular el hemisferio derecho de los médicos y de los investigadores; ¿tal vez podría iniciarse así una auténtica toma de consciencia? ¿Y si, como me mencionó Eduardo, les quitásemos dinero a los médicos por cada persona reanimada mutilada? En ese caso, pienso que las cosas cobrarían rápidamente otra perspectiva.

En fin, la implementación universal de la RCP es sin duda la manifestación más chocante del rechazo categórico a la muerte. Al considerar la muerte como un fracaso —y a lo mejor al aprovechar también el miedo que tiene todo el mundo a la muerte—, han llegado a imponer unos protocolos de intervención que cumplen los objetivos arbitrarios que se han fijado, unos objetivos que se sitúan a escala de la población y que no toman en consideración el bienestar de cada individuo. ¡¡¿¿Cómo es que tales protocolos, que vulneran las libertades y los derechos fundamentales de la persona, son tolerados y nunca cuestionados??!! ¿Puede ser que el cuerpo médico goce, sin conocimiento nuestro, de una exención especial en relación con la Carta de

Derechos y Libertades que le autoriza a imponer protocolos que quebrantan la integridad física, psíquica y espiritual de las personas?

Hay que decirlo en voz alta y repetirlo: la muerte, sea cual sea su manera de llegar, es un asunto personal. Es tan sagrada como la vida. No hay derecho a gestionarla con planes de acción colectivos. ¿Acaso la primacía de la persona sobre la colectividad y la protección de su dignidad como ser humano no están por encima de cualquier ambición estatal o de sociedad? Seamos conscientes de que el bienestar de una sociedad solo puede construirse de verdad a partir del bienestar de cada uno de sus miembros.

Por muy nobles que sean las intenciones al origen de un proyecto, los intereses de la investigación médica no deben nunca prevalecer sobre el bienestar y el respeto por la dignidad de las personas. Para contrarrestar esta amenaza muy real y escapar de las derivas abominables que pueden arrastrarnos —¡que ya nos están arrastrando!—, pienso que todo el mundo debería volver atrás y recordar el juicio de Núremberg.

# Las últimas palabras

Después de tanto sufrimiento, Eduardo ha podido retomar su muerte.

Qué felicidad…

Pero, después de tanto sufrimiento, ¿mi ser machacado se quedará así para siempre?

Eduardo se ha liberado.

Qué alegría…

Nuestra odisea ha terminado. Caminando al lado de Eduardo, he llegado hasta el fin de mí misma.

Me siento muy orgullosa de lo que juntos hemos logrado.

Hoy, Eduardo se ha marchado, estoy sola, pero me queda la esperanza de que el testimonio de su vida se propague y logre tocar a las generaciones futuras.

De esta esperanza voy a nutrirme, voy a vivir y a seguir mi camino.

# ¡NO TENÍAN DERECHO A ROBARLE SU MUERTE!

# *Post scriptum*

Como *¿Por qué me han reanimado?*, este libro es un testimonio de vida auténtico. Al volver sobre el tema de la reanimación cardiopulmonar en el penúltimo capítulo —algo que se imponía por sí mismo—, he querido ahondar un poco más la reflexión. Dada la naturaleza de esta obra, sin embargo, he preferido abstenerme de sobrecargarla con referencias bibliográficas.

He redactado este libro inmersa en el duelo de Eduardo, como no podía ser de otra manera. Mi estado de ánimo no me ha dejado manejar la pluma con la soltura que me hubiese gustado demostrar. Lo siento. Aun así, pienso yo que Eduardo estaría —que está— satisfecho de mi trabajo. A pesar de todo, he conseguido, en este pequeño relato salpicado de imperfecciones, contar lo más fielmente posible el fin de su historia. Emocionada, me alegro de este valioso testimonio.

# *Agradecimientos*

En toda esta soledad mía, he tenido la dicha de poder contar con la ayuda de algunas personas solidarias a las cuales quiero expresar mi gratitud.

Gracias a Ana por su generosa contribución: dedicó parte de su precioso tiempo a la revisión de todo el manuscrito con la delicadeza que le conozco.

Gracias a Manon por su estrecha colaboración: fue más allá de la tarea de lectora que le había confiado y me hizo varias observaciones muy pertinentes.

Gracias particularmente a Martine por su fiel presencia y su apoyo inestimable: las múltiples conversaciones que mantuve con ella me sostuvieron a lo largo del proceso de escritura.

A las tres, gracias desde el fondo de mi corazón.

# *Acerca de la autora*

Nacida en Saint-Joseph de Beauce, un pequeño pueblo de la provincia de Quebec en Canadá, Anne Beaudoin estudió en varios campos distintos antes de ingresar en la Facultad de Medicina de la Universidad de Sherbrooke, donde obtuvo su título de *Medicinae Doctor, M.D* en 1990. Realizó su formación en pediatría en el hospital universitario Reina Sofía de Córdoba (España). Jubilada desde hace varios años, se considera afortunada de haber podido ganarse la vida vibrando apasionadamente con los niños y familias que ha atendido. Del verano de 2008 hasta el 5 de septiembre de 2019, se dedicó exclusivamente al cuidado y acompañamiento de su hijo Eduardo. Vive en Quebec.